# 对新型冠状病毒肺炎说"不"

**上海市女医师协会** · 组编

孙　斌 · 名誉主编

赵　静 · 主　编

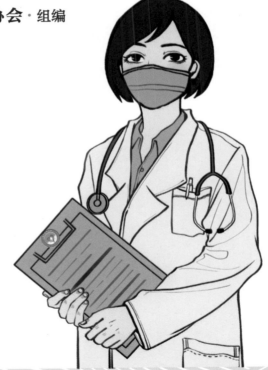

复旦大學 出版社

感谢上海科普教育发展基金会对本书出版的大力支持

# | 编委会 |

**金　金**（上海市精神卫生中心）

**周慧芳**（上海交通大学医学院附属第九人民医院）

**郑继翠**（复旦大学附属儿科医院）

**项敏泓**（上海中医药大学附属普陀医院）

**赵　敏**（上海市精神卫生中心）

**赵　静**（上海市女医师协会医学科普专委会主任委员　复旦大学附属闵行医院）

**胡家瑜**（上海市疾病预防控制中心）

**胡　蓉**（复旦大学附属妇产科医院）

**洪　莉**（上海交通大学医学院附属上海儿童医学中心）

**骆艳丽**（上海交通大学医学院附属仁济医院）

**钱风华**（上海中医药大学附属岳阳中西医结合医院）

**高鸿云**（复旦大学附属儿科医院）

**陶　华**（上海市长宁区精神卫生中心）

**黄玉娟**（上海市儿童医院）

**阎　骅**（上海交通大学医学院附属瑞金医院）

**程　忻**（复旦大学附属华山医院）

**程蕾蕾**（复旦大学附属中山医院）

**鲍　欢**（同济大学附属东方医院）

**鲍萍萍**（上海市疾病预防控制中心）

**樊希望**（上海市浦东新区精神卫生中心）

**绘　　图**

**赵　平　张　辽　赵丹妮　钱雨心　刘鲜欣　陈佳瑶**（上海商学院艺术设计学院　流媒体 & 动漫设计工作室）

# ┃ 序 一 ┃

2020年春节是不平凡的一个春节。 自新型冠状病毒肺炎（简称新冠肺炎）疫情暴发以来，疫情的发展正威胁着人们的健康，它时刻牵动着全国人民的心，疫情防控也成为了全国乃至世界瞩目的焦点。

习近平同志最近指出，"只要坚定信心、同舟共济、科学防治、精准施策，我们就一定能打赢疫情防控阻击战"。 疫情防控是一项庞大的综合性社会工程，是一场需要全民行动、同舟共济、共同打响的科学战役。 人类无数次与暴发性流行疾病斗争的历史证明，面对汹涌肆虐的疫情，蛮干乱干无济于事，临战恐慌只会自乱阵脚。 在这防疫抗疫的特殊时刻，没有什么比信心更重要，也没有什么比及时采取科学防控措施更有效。 科学防控新冠肺炎疫情，需要及时充分发挥科普教育的作用，增强疫情防控的科学性和有效性。

病毒的感染与传播都有其生物规律，若想打赢疫情防控阻击战，首先必须了解病毒感染的科学知识、懂得疫情的传播规律，在此基础上才能做到科学有序防控。 因此，广泛普及疫情防控科学知识，对于增强广大人民群众疫情防控和卫生健康意识，引导全民客观认识疫情、理性应对疫情、科学预防疫情，进一步筑牢群防群控的"战疫"防线起着关键作用。

上海市女医师协会在第一时间组织专家教授们撰写出版了《对新型冠状病毒肺炎说"不"》一书。 该书不仅包含公共卫生防疫知识，还有针对孕产妇、儿童、老年慢病人群、心理防御和中医学的防控知识内容。 该书以群众喜闻乐见、图文并茂形式，普及当下正确的防疫科学知识和有效防控方法，用科学知识和事实阻止各种讹传，用科学思想和方法击碎各种耸人听闻的谣言，提高公众的自我保护意识与疫情防控能力，使公众能够更好地把握科学这个有力的武器。 我为她们能及时针对当前疫情所做科普宣传的努力而点赞。

疫情防控，人人有责；坚定信心，科学应对。 疫情当前，无数医护人员冲锋在抗疫最前线，治愈出院的病例数量正在稳步上升，医疗救治效果初步显现；科研人员日以继夜地埋头钻研，提速科研与病毒赛跑，多种抗病毒药物先后进入临床试用阶段、疫苗研制也在紧锣密鼓进行中，中西医疗法"双管齐下""协同作战"，让我们的防疫抗疫工作多了一份武器，更增添一份必胜的信心。

目前，抗击疫情的战场上，越来越多的好消息正"纷至沓来"，我们看到广大医务工作者的全力奋战、努力拼搏，成绩显著，这充分说明病毒是可以被战胜和攻克的。 站在科学这条道路上，只要我们相信广大医务工作者的力量，坚信科学的力量，就没有解决不了的难题，也没有战胜不了的疫情。 我们坚信，疫情终会过去，春暖必定花开。只要广大人民群众坚信党中央的领导、正确掌握疫情防护知识、做好自我防护，有效将身边的疫情危害降至最低，坚定地弘扬科学精神、普及医学科普知识、传播科学思想及方法，就一定能建起科学防疫"铜墙铁壁"，一同打赢这场疫情防控阻击战。

上海科技馆理事长
上海科普教育发展基金会荣誉理事长 　左焕琛

# ｜序 二｜

　　2019新冠肺炎的疫情发展迅猛，人们始料不及疫情波及广泛，严重威胁了广大人民的健康，被世界卫生组织列为"国际关注的突发公共卫生事件"。

　　武汉疫情牵动无数中国人的心，全国各地医护人员集智聚力，驰援武汉，控制传染源，切断传播途径，保护易感人群涌现了很多可歌可泣的感人事迹。 与此同时，每个公民都是防疫战场上的战士，进行科学、规范的科普宣传，让市民学会有效的自我防护非常迫切。 基于此，上海市女医师协会医学科普专业委员会的广大女工作者们，集聚专业智慧、凝聚团队力量，紧急制作新冠肺炎科普手册，悉数解答市民所关心的疫情问题和日常的预防知识，让大家在疫情面前，相信科学，不害怕，不信谣，不传谣。 新冠肺炎科普手册还设专门章节指导儿童、孕产妇和老年慢病人群做好有效预防，值得点赞。

　　"隔离病毒，不隔离爱"，上海市女医师这一份特殊时期的特别爱，必将为提高社会公众防护能力发挥重要的作用。

　　借此，衷心祝愿女医师们联手社会各界坚决打赢疫情防控战！ 衷心祝愿女天使们在付出爱的同时也爱护自己，携手共渡疫情期！

中国工程院院士
上海市科协主席

## | 序 三 |
### 用科学守卫社会家庭的健康、幸福与安宁

2020 年的这个春节漫长又令人难忘。 过去的几周时间里，我们目睹了新冠肺炎疫情的暴发以及倾尽全国之力的应对与支援。

疫情防控的关键时刻，疫情的数字总是触动着我们的心，而逆行者中她们的面孔也给我们带来了最深的感动。 生活中的她们是父母的女儿，或是丈夫的妻子，也或是孩子的妈妈，但此刻的她们更是全国人民健康、幸福与安宁的守护者。 她们在亲情与工作面前，坚定地选择了后者，坚定地前往抗疫第一线。

在这场没有硝烟的疫情防控阻击战中，她们勇敢和坚守的身影，让全国人民为之牵挂、动容。 无论是出征前夕毅然剪去的乌黑秀发，还是那被口罩压伤的脸颊，被胶皮手套捂坏了的皮肤，她们每时每刻都在用"美"守护着群众的健康与安全，坚守着自身的责任与担当。

疫情就是命令，防控就是责任。 当下正值疫情防控的关键时期，我们在心系抗疫一线广大医护人员的同时，更时刻牢记自身的责任，在社会中发挥"联"字功能，充分动员广大妇女群众和家庭，掌握正确的疫情防控科学知识，时刻保持积极向上的心态、良好的生活习惯，以女性独有的力量，遏制疫情蔓延，打赢疫情防控战役，共同守卫社会家庭的健康、幸福与安宁。

于是，《对新型冠状病毒肺炎说"不"》应运而生。 作为一本涵盖疫情期间公共卫生知识，儿童、女性、父母长辈等多个方面的防疫相关知识普及的宣传册，本书集知识性、趣味性、通俗性于一体，有利于

引导广大妇女群众和家庭掌握正确的防疫科普知识，坚定信心，合理安排工作与生活，提高面对疫情的自我防护能力，为儿童、妇女、老年人等家庭所有成员的生命安全和身体健康助力。

没有一个冬天不会过去，没有一个春天不会到来。 相信只要在广大妇女群众和家庭的共同努力下，将防疫抗疫的科普知识带入每个人的心中，从自我做起，从家庭做起，人人尽责、家家防控，筑牢联防联控、群防群治严密防线，疫情定会早日消退，生活恢复如常，所有的幸福安宁都会如期而至。

上海市妇女联合会主席 徐枫

# | 前 言 |
## 特别的爱给特别的你
### ——上海女医师携手科普防疫战

　　2020 年伊始，中国人过了一个"战火中"的春节。 新型冠状病毒汹汹来袭，人们开始焦虑，甚至恐惧，尤其是封城这一举措，更使得焦虑气氛瞬间大面积蔓延开来。 之所以如此，很大程度上是因未知而心生畏惧。 对于普通民众，正确认识新型冠状病毒，科学有效预防，是打赢这场战"疫"的关键所在。

　　眼下，网络信息铺天盖地，真假难辨，特别需要专业医生的正确指导。 对此，《人民日报》也专门发文：打赢疫情防控阻击战，需要科普工作者结合疫情防控工作实际，向公众提供权威科普知识，解读疫情防控措施，帮助公众正确认识疫情发展态势、掌握疫情防控知识、提高自我防护意识和能力，既减少感染病毒的风险，又避免出现恐慌情绪。

　　因此，上海市女医师协会在第一时间组织专家撰写本书。 编者们都是来自上海各大医院、疾控中心的女性专家、教授，一直致力于推广传播科学、规范的医学科普知识，重点关爱儿童、女性和老年慢病人群的身心健康。 在新冠肺炎肆虐之际，我们送走了逆行的姐妹，白天奋战临床，晚上伏案奋笔，用爱心和神速完成了这本科普防疫手册，帮助公众从容应对新冠肺炎，科学有效预防，守护家人平安。

　　本书重点强调，新型冠状病毒的预防不只是日常行为，更需要营养支持、心理干预以及中西医结合全面抵御。 除了向公众提供必读的疫情公共卫生知识外，本书主要聚焦儿童的行为、心理和营养防护，孕产妇在疫情下的应对措施，以及各种慢性病患者的自我管理、就医难题等，为老、少、孕产妇提供非常时期的"非常"指导。

"隔离病毒，不隔离爱！"

我们祝愿，奔赴疫情一线的姐妹，很快就能平安回家！

我们希望，这些专业知识和这份爱心，能够保护更多的人免于感染！

我们更相信，只要大家齐心协力，一定能打赢这场战"疫"！

向不辞辛劳、努力付出的全体编写人员致以崇高的敬意！

向支持和鼓励我们的上海科普教育发展基金会表示深深的谢意！

为复旦大学出版社和上海商学院艺术设计学院的公益善举点赞！

愿读者掌握正确的防疫知识，和我们一起携手抗疫，静待春暖花开！

上海市女医师协会

2020 年 2 月 20 日

# | 目　录 |

# 第一篇
# 公共卫生知识必读

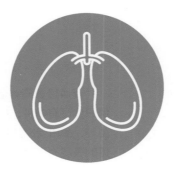

# 一 新型冠状病毒感染和普通感冒、流感有什么不一样

上海交通大学医学院附属瑞金医院　主任医师　阎骅
上海市儿童医院　副主任医师　黄玉娟

新冠肺炎主要经呼吸道飞沫和接触传播。新冠肺炎疫情期间，大家一旦感到不舒服，有咳嗽、流鼻涕，尤其是发热等症状，就会担心自己是否感染了新冠肺炎。其实，不用过度担心，我们有巧招帮大家识别。

### 1. 普通感冒

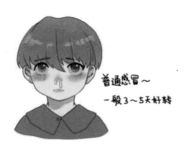

普通感冒简称感冒，俗称"伤风"。病原体可有多种，如鼻病毒、腺病毒、细菌等，多由受凉或气候突变等引起。最常见的表现为卡他症状：鼻塞、流涕、打喷嚏、流眼泪等，一般全身症状轻，精神状况好，多数不发热，一般 3～5 天可以好转。

### 2. 流感

流感是由甲、乙、丙型流感病毒引起的急性呼吸道感染，是一种传染性强、传播速度快的疾病，临床表现以高热比较明显，往往一开始就表现为高热，体温可高达 39.0℃以上，四肢肌肉酸痛、乏力，头痛明显，也可有咽痛、鼻塞和流涕等表现，高热一般持续 3～4 天，但很少引起严重的

肺炎。

## 3. 新型冠状病毒感染

　　新型冠状病毒感染者一开始起病症状较轻，以低热为主，随后温度慢慢上升，变为高热，伴有气急、干咳、乏力加重、呼吸困难等症状。流行病学史的提供对疾病的诊断非常重要，如果发病前 14 天内有过湖北省武汉市及其周边地区或其他疫区居住史和/或旅行史；有疫区发热或呼吸道感染患者的接触史；有聚集性发病史；有已明确诊断的新冠感染者接触史的，一定要高度重视，及时到定点医院就诊，做到早诊断、早隔离、早治疗。

**感冒、流感与新型冠状病毒感染的差异图**

| 临床症状 | 普通感冒 | 流感 | 新型冠状病毒感染 |
|---|---|---|---|
| 发热 | | √ | √ |
| 头痛 | | √ | √ |
| 肌肉疼痛 | | √ | |
| 极度疲惫 | | | √ |
| 鼻塞 | √ | | |
| 打喷嚏 | √ | √ | |
| 喉咙痛 | √ | | |
| 胸部不适/咳嗽 | √ | √ | √ |
| 呼吸急促 | | | √ |
| 肺炎 | 罕见 | 少见 | 常见 |

#  新型冠状病毒是怎么传播的

上海交通大学医学院附属仁济医院　副主任医师　杜蕙
上海交通大学医学院附属第九人民医院　主任医师　周慧芳

新型冠状病毒的传播力超过既往的冠状病毒，据现有数据计算可得，在不做干预的情况下，现在新型冠状病毒单个感染者传播疾病的平均人数，即 R0 值（传播力），为 2.2，即一个感染者可以传播 2.2 个人。新型冠状病毒主要经呼吸道飞沫传播，亦可通过接触传播。目前不排除粪口传播的可能。

病毒主要有 3 种传播途径。

## 1. 直接传播

与患者喷嚏、咳嗽、说话喷的飞沫，呼出气体近距离接触，直接吸入，可以导致感染。

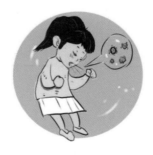

## 2. 气溶胶传播

飞沫混合在空气中，形成气溶胶，吸入后导致感染。

### 3. 接触传播

飞沫沉积在物品表面，手接触污染后再接触口腔、鼻腔、眼睛等黏膜，导致感染。

病毒离开人体可以存活多久呢？目前，对于新型冠状病毒的生物学特性缺乏了解，有待进一步研究。依照 SARS 病毒的生物学特性推测：其在塑料、玻璃、金属、布料、复印纸等多种物体表面均可存活 2～3 天；室温 24℃条件下，可在尿液里存活 10 天。

# 三 如何避免感染新型冠状病毒

复旦大学附属眼耳鼻喉科医院　副主任医师　李文妍

　　新型冠状病毒是一种新的变种病毒，目前我们对它的认识仍然十分有限。但是新冠肺炎作为一种由病原微生物引起的传染性疾病，在其预防上只要重视三大要素，即控制传染源、切断传播途径和保护易感人群，就能够有效减缓疾病传播并最终控制疫情。

## 1. 控制传染源

　　目前研究认为蝙蝠是新型冠状病毒的宿主，可能存在其他的野生动物作为中间宿主，因此避免与这些野生动物接触是首要的预防措施。此外，目前所见的传染源主要是新型冠状病毒的感染者，这些感染者有可能是已经发病的患者，也有可能是处于潜伏期的病毒携带者。因此对确诊者进行隔离治疗，对有武汉市等疫情严重区域旅居史的人群采取有效的隔离措施，能够减少传染源的暴露，大大降低疾病传播的速度。

## 2. 切断传播途径

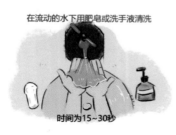

在流动的水下用肥皂或洗手液清洗

时间为15~30秒

　　新型冠状病毒的主要传播途径是呼吸道飞沫和接触传播。因此，应当远离疫源地、避免接触患者和可能的感染者。如减少户外活动、保持室内空气流通、户外戴口罩、勤洗手、对可能被病毒污染的物品消毒等，能够有效地隔离病毒，减少感染的概率。

### 3. 保护易感人群

　　人群普遍易感。现有的治疗资料显示，老年人和有慢性基础疾病者康复较差。疫情期间，从自己身边做起，认真做好有效的防护措施，注重膳食营养和运动，增加自身免疫力，监控慢性基础疾病。

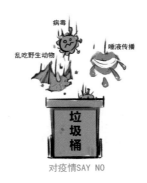

对疫情SAY NO

#  出现哪些症状就要高度怀疑是新型冠状病毒肺炎了

**复旦大学附属华山医院　副主任医师　程忻**

## 1. 流行病学史

（1）发病前 14 天内有武汉市及周边地区，或其他有病例报告社区的旅行史或居住史。

（2）发病前 14 天内接触过来自武汉市及周边地区，或来自有病例报告社区的发热的或有呼吸道症状的患者。

（3）聚集性发病。

（4）与新冠肺炎感染者有接触史。

## 2. 临床表现

（1）发热和/或咳嗽、乏力等呼吸道症状。

（2）胸部影像学特征：早期肺部呈现多发小斑片影及间质改变，以肺外带明显。进而发展为双肺多发磨玻璃影、浸润影，严重者可出现肺实变，胸腔积液少见。

（3）发病早期外周血常规：白细胞总数正常或降低，或淋巴细胞计数减少。

有流行病学史中的任意 1 条，并符合临床表现中的任意 2 条，或无明确流行病学史的，符合临床表现的 3 条，定义为新型冠状病毒肺炎疑似病例。

## 五 居家隔离观察 14 天，做到这几点很关键

上海市疾病预防控制中心　主任医师　鲍萍萍

密切接触者是指未采取有效防护措施情况下，与疑似病例、确诊病例或阳性检测者共同居住、学习、工作或有其他密切接触的人员。是否属于密切接触者，需要根据流行病学调查和现场情况由卫生防疫专业人员做出综合判定。密切接触者需要进行居家或集中医学隔离观察 14 天。观察期满，未发病者可恢复正常的学习、工作和生活。做好居家隔离，做到以下几点很关键！

### 1. 单独居住或独处一室

隔离人员尽量单独居住或独处一室，通风良好；如果条件不允许，应至少保持 1 米的距离；卫生间最好独立用，达不到独立，则用后通风消毒；尽量减少不必要的接触，处于同一房间时，与家人均应戴口罩；及时、妥善做好隔离单间和家庭内部环境的清洁消毒工作。

### 2. 不接受探视，不擅自外出

原则上不得外出。若必须外出，经隔离观察点工作人员批准后方可，并佩戴医用外科口罩或医用防护口罩，避免去人群密集场所。

### 3. 注意咳嗽礼仪，勤洗手

使用纸巾遮掩口、鼻，严格按照"七步洗手法"洗手，使用肥皂或洗手液和流动水，或快速免洗洗手消毒液。

### 4. 合理膳食，营养均衡，实行分餐制

营养助力"抗"病毒。隔离人员碗筷专用；餐具使用后应煮沸或使用消毒柜或消毒液浸泡消毒。

### 5. 避免共用生活用品，共用物品勤擦拭和消毒

避免共用餐具、毛巾、纸巾、被褥等生活用品；取放脏衣物、被褥时，戴一次性手套、口罩，并立即洗手；地面、台面、门把手、开关、洗手盆等日常可能接触使用的物品表面，每天至少擦拭消毒 1 次。

### 6. 严格处理废弃物

隔离人员产生的纸巾、口罩等垃圾应放置到专用垃圾桶，与其他废弃物分开处理，使用消毒液喷洒消毒后扔掉。

### 7. 科学观察和记录

积极配合做好体温测量及个人健康状况记录，接受健康询问；隔离期间如果出现发热、咳嗽、气促等异常临床表现，应及时联系隔离观察点工作人员，在其指导下到指定医疗部门进行排查和诊治。

隔离观察不仅能防止密切接触者在潜伏期内将病毒传染给他人，有助于防控新冠肺炎疫情进一步蔓延，而且能尽早发现密切接触者是否发病，使其得到及时、有效的救治。自觉遵守规范的隔离防护措施，是对自己、家人和社会负责。

#  如何做好居家消毒

上海中医药大学附属岳阳中西医结合医院　主任医师　钱风华

疫情汹汹，居家消毒成了每家每户每天免不了的功课。那么，居家消毒的功课您做对了吗？

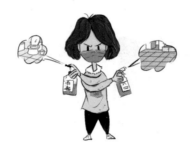

## 1. 首先我们要知道消毒方法有哪些

新型冠状病毒对紫外线和热敏感。56℃保持 30 分钟，以及乙醚、75％乙醇、含氯消毒剂、过氧乙酸和氯仿等脂溶性溶液均可有效灭活病毒。

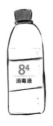

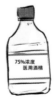

## 2. 哪些居家消毒剂或消毒方法可以杀灭新型冠状病毒

（1）皮肤消毒：可选用 75％酒精和碘伏进行擦拭或浸泡消毒。

（2）居家环境消毒：84 消毒液、漂白粉或其他含氯的消毒粉、泡腾片都可以，配制成有效氯浓度≥500 毫克/升的溶液擦拭或浸泡消毒。

（3）耐热物品消毒：可采用煮沸 15 分钟的方法进行消毒。

## 3. 居家如何做好消毒工作

（1）家具消毒：桌椅、门把手、开关、电器遥控器、马桶盖、手机、钥匙、眼镜等物体表面每天做好清洁，并定期用消毒湿巾擦拭消毒。值得提醒的是，冲厕所时应盖上马桶盖。对餐具每两天进行煮沸消毒（每次消毒时间不少于 15 分钟）。

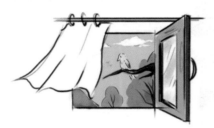

（2）室内通风：室内做好通风换气，自然通风或机械通风，一般建议早晚各通风 1 次，每次 30 分钟。

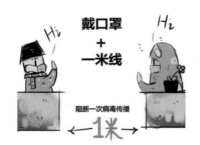

（3）避免接触：尽量避免与他人接触，如必须接触，减少会客时间。有客人（身体健康情况不明）来访后，及时对室内相关物体表面进行擦拭消毒。

（4）保持良好的个人卫生习惯。

#  如何正确选择和佩戴口罩

复旦大学附属华山医院 副主任医师 张超英

人在打喷嚏时，一次性可喷出数万个飞沫，每个飞沫带有大量的细菌与病毒。这些飞沫的空中速度是每小时 100 多千米，大部分飞沫集中在 1 米左右的范围内。更重要的是，飞沫在空气中还会形成气溶胶，在空气中漂浮较长时间，飞沫和气溶胶都可以污染人们经常接触的物品。此次新冠肺炎的传染途径包括吸入飞沫、气溶胶，以及接触污染的物品。

那我们有没有阻止呼吸道传染病传播的方法呢？ 有，戴口罩！ 戴口罩！戴口罩！ 重要的事情说 3 遍。科学佩戴合适的口罩，就可以有效隔绝飞沫和气溶胶的侵入，初步达到防治直接由飞沫、气溶胶传播造成的病毒感染。

## 1. 普通民众如何选择口罩

根据防护级别从高到低排序：N95（医用防护口罩）＞医用外科口罩＞普通医用口罩＞其他各式三无口罩＞不戴口罩。

## 2. 正确戴、摘口罩的打开方式

（1）戴口罩： ①将口罩上下拉平皱褶。②金属边朝上，蓝色面向外，覆盖鼻、口和下巴。 ③用双手指尖由中间向二边按压金属条，让口罩完全贴合鼻根凹陷处及脸部。④检查效果：用力呼吸，如口罩随着呼吸鼓起和塌陷就表示严实了。

**戴什么口罩才有用？**

纸口罩 ✗

活性炭口罩 ✗

棉布口罩 ✗

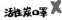

海绵口罩 ✗

医用外科口罩 ✓

对非油性颗粒的过滤大于等于95%的口罩
N95、KN95、DS2、FFP2等 ✓

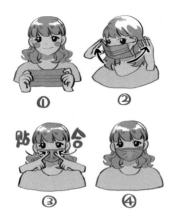

（2）更换与保存：建议 2~4 小时更换 1 次，如口罩变湿或被污染，应及时更换。保存时，将接触口鼻的白色面朝里对折，放入清洁的自封袋内。

（3）摘口罩：摘口罩的时候，尽量避免触碰外面（蓝色面），因为口罩外面已附着细菌、病毒。双手同时摘下口罩系带，拎着系带将口罩扔入垃圾桶，然后记得要洗手哦!

#  怎么正确洗手

复旦大学附属眼耳鼻喉科医院 副主任医师 苏怡

## 1. 正确的洗手方法

正确洗手分为以下几个步骤：

（1）在流水下，淋湿双手。

（2）取适量洗手液（肥皂），均匀涂抹至整个手掌、手背、手指和指缝。

（3）认真搓双手至少15秒，具体操作如下：

1）掌心相对，手指并拢，相互揉搓。

2）手心对手背，沿指缝相互揉搓，交换进行。

3）掌心相对，双手交叉指缝相互揉搓。

4）弯曲手指，使指关节在另一手掌心旋转揉搓，交换进行。

5）右手握住左手大拇指旋转揉搓，交换进行。

6）将5个手指尖并拢放在另一手掌心旋转揉搓，交换进行。

（4）在流水下彻底冲净双手。

首先在流水下淋湿双手

然后取适量洗手液（肥皂），均匀涂抹至整个手掌、手背、手指和指缝

认真搓双手至少15秒，具体操作如下：

a. 掌心相对，手指并拢，互相揉搓

b. 手指对手背沿指缝互相揉搓，互相进行

c. 掌心相对，双手交叉指缝互相揉搓

d. 弯曲手指使关节在另一手掌心旋转揉搓，交换进行

e. 右手握住左手大拇指，旋转揉搓，交换进行

F. 将五个手指尖并拢放在另一个手掌心旋转揉搓，交换进行

在流水下彻底冲净双手

擦干双手，取适量护手液护肤

（5）擦干双手，取适量护手液护肤。

## 2. 什么时候需要洗手

当你有以下行为时，应立刻进行洗手： ①咳嗽、打喷嚏后。②触碰公共物品后，例如：门把手、电梯按钮等。③准备食物前、中、后。④用餐前后。⑤上厕所前后。⑥护理患者后。⑦接触动物或处理粪便后。

## 3. 如何正确洗手

（1）有明显可见脏污，使用洗手液和流水洗手。

（2）如果脏污不可见，使用洗手液和流水洗手，或用含有酒精成分的免洗洗手液洗手。

（3）注意事项：洗手前避免接触口、眼、鼻。

# 九 谨防新型冠状病毒，病从"眼"入

上海交通大学医学院附属第九人民医院　杨辰玲　周慧芳

## 1. 新型冠状病毒为什么会经眼部感染患者

新型冠状病毒主要传播途径是经过呼吸道飞沫传播，亦可通过接触传播。手触摸的物品被含病毒的飞沫污染，病毒可能会经过手进入口腔、鼻腔、眼睛等黏膜。

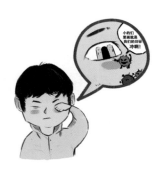

病毒进入细胞需要与细胞表面的受体结合。此次新型冠状病毒的受体与 SARS 相同，为血管紧张素转化酶 II 型（ACE II），即病毒如感染某一物种，此物种需具有含此类酶的细胞，病毒接触含该酶的细胞后方可完成感染。血管紧张素转化酶 II 广泛分布于人体各组织细胞中，包括肺毛细血管内皮细胞和各种黏膜细胞。暴露于外部环境的黏膜主要分布于口腔、鼻腔、眼睑和眼球等部位。当病毒接触到该类细胞后，便能开始感染患者。

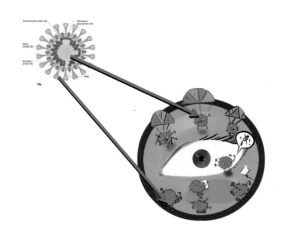

## 2. 新型冠状病毒性结膜炎的特点和处理

　　病毒性结膜炎的特点是结膜充血、眼红、流泪、畏光，以及大量黏液水样流泪。眼部检查可见结膜滤泡，甚至角膜点状浸润，此时会导致视物模糊。可伴有耳前淋巴结肿大等。现阶段如果出现以上症状，应在局部使用抗病毒眼药水的同时，严密观察全身情况。如果症状进一步加重，或者出现咳嗽、发热等状况，应怀疑新型冠状病毒性结膜炎，或新冠肺炎并发的结膜炎。建议立即戴好口罩，去发热门诊排查。

#  公共场所怎样防护

复旦大学上海医学院　申时雨　教授　王彦青

新冠肺炎主要经呼吸道飞沫和接触途径传播，气溶胶和消化道传播途径也不能排除。潜伏期及无症状感染者也具有传染性。空气不流通、人员密度大的地方，都是高危地区。

## 1. 出入公共场所的注意事项

疫情期间尽量少乘坐公共交通工具，少去公共场所，若实在不可避免，应遵循以下几点：

（1）正确佩戴口罩，口罩及时更换。

（2）进入公共场所前，请自觉接受体温监测。

（3）勤洗手。

（4）咳嗽、打喷嚏时，用纸巾或手肘遮挡。

（5）不要用手揉眼睛，接触口、鼻。

（6）遵守防疫隔离规定，不带病上岗；如有身体不适，及时报告和就医。

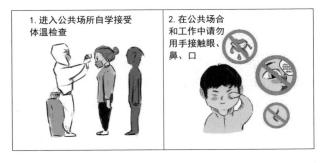

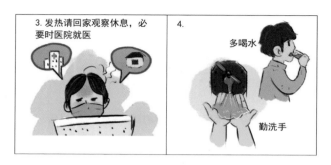

## 2. 上下班路上及旅途中的注意事项

（1）尽量步行、骑行，或乘坐私家车、班车上班。

（2）在乘坐公共交通工具（包括长途汽车、火车、动车、飞机、地铁等）时全程佩戴口罩，建议尽量隔位而坐。

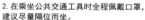

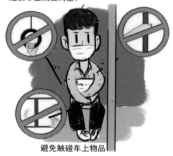

（3）在旅途中，就餐前、摘口罩和换口罩后、如厕后、接触公共部位后，及时洗手，或用消毒湿巾、免洗消毒液擦手。

进入公共场所前，请自觉接受体温监测。一定要戴口罩，尽量避免接触门把手、公用水龙头、公用电话等。接触以后要及时洗手。同时减少与他人的接触，尽量与他人保持 1 米以上的距离。

避免接触

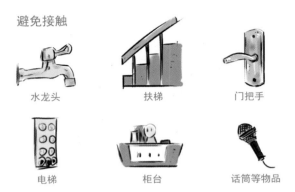

水龙头　　　　扶梯　　　　门把手

电梯　　　　柜台　　　　话筒等物品

### 3. 工作场所须注意

（1）注意保持办公、学习区域环境清洁。

（2）减少中央空调使用，每天开窗通风 3 次，每次 20～30 分钟，通风的同时注意保暖。

（3）对办公电话、门把手、键盘、鼠标、桌面等经常进行消毒。

（4）到单位，第一时间洗手，减少握手、拥抱等寒暄方式。进食前、如厕后、传阅纸质文件后及时洗手。

（5）办公室内也应佩戴口罩。

（6）减少面对面交流，减少集中开会，控制会议时长，尽量线上沟通。人与人之间尽量保持 1 米以上的距离。

（7）多饮水，每人每日饮水≥1 500 毫升。

（8）饭堂餐厅须小心：就餐时建议分开坐，坐下吃饭才脱口罩。尽量避免面对面就餐及过多交谈。饮食注意食物种类多样、营养均衡。尽量创造条件自己带便当。

#  疫情下乘坐电梯有讲究

上海中医药大学附属普陀医院　副主任医师　项敏泓
同济大学附属东方医院　副主任医师　鲍欢

新型冠状病毒疫情到了关键攻坚阶段，电梯是日常生活、工作必然接触的场所。狭窄的电梯空间，空气不流通，一旦出现新型冠状病毒感染的存在和传播，是非常危险的。

## 1. 使用电梯按键要注意

如果有新型冠状病毒感染的患者乘用电梯，他就会在按键上留下病毒。那么如何预防接触传播呢？可以用以下物品按电梯按键：①使用保鲜膜；②使用餐巾纸或消毒纸巾；③使用带套圆珠笔或牙签；④使用手套。如楼层较低，建议走楼梯。

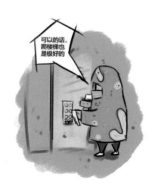

### 2. 等候电梯时注意事项

站立于电梯门两侧，不要离电梯门过近。尽量减少在电梯间打电话，避免在电梯间大声说话、谈笑或饮食。

### 3. 乘坐电梯一定要戴口罩

进入电梯间前，应规范并全程佩戴口罩。

### 4. 避免直接接触电梯内的任何装置

避免接触电梯厢面、扶手、按键；也避免在电梯内触摸眼睛、嘴巴及鼻子。

### 5. 电梯内注意事项

在电梯内避免交谈、拨打电话、饮水及吃东西。

### 6. 错峰乘坐

尽量避免与多名陌生人同乘电梯，切勿互相拥挤。电梯里人与人之间最好间隔 20～30 厘米的空间距离，减少人员直接接触。站立时错开，不要面对面站立。等电梯时，发现同行者有咳嗽或发热现象，尽量避开一起乘坐。

### 7. 出电梯时注意事项

不要面对面接触从电梯轿厢中走出来的乘客。当乘客走出轿厢后，按住电梯厅外部按钮不让电梯关门，等待片刻再进入电梯。乘坐电梯后应及时洗手、消毒。

### 8. 合理使用电梯

尽量不要用电梯搬运物品，减少随身物品接触电梯轿厢。

#  病毒感染的营养预防疗法

上海市疾病预防控制中心　主任技师　宋峻

　　无论是肆虐的新型冠状病毒还是流感病毒，人体免疫力在和病毒、细菌等病原体斗争的过程中，发挥着至关重要的作用，人只有在衰弱的时候才会屈服于病毒。所以，最好的防卫方式就是保持自身免疫系统的足够强大，使其主动对外来侵袭进行攻击。

　　人体免疫力的强弱受很多种因素的影响，其中营养因素起着非常重要的作用，它是维持我们正常免疫功能和健康的基础。营养预防疗法能温和地改善我们的免疫状况，增强对疾病的抵抗能力。

## 1. 维生素 C

　　维生素 C 治疗的效果还存在很多争议，但有临床研究表明，每天服用 1 克维生素 C，能够降低呼吸道疾病的发生频率，减轻感染的症状，缩短感染的病程。

## 2. 猫爪草

　　猫爪草来自秘鲁雨林植物绒毛钩藤，含有多种生物碱类等化学物质，其中的异喋呤具有增强免疫力、抗病毒、抗氧化的功效。

## 3. 紫锥花

　　紫锥花的活性成分是黏多糖，具有全面抗病毒和抗细菌的功效。

### 4. 接骨木

接骨木能够抵抗病毒攻击细胞，从而缩短感染持续的时间。

### 5. 舞茸

舞茸又名灰树花，舞茸中的舞茸 D-fraction 是一种活性葡聚糖，能够抵抗细菌和病毒的感染，抗诱变和抗癌，降压和降低胆固醇，促使肝脏代谢。

### 6. 西兰花

西兰花是维生素 C、叶酸、类胡萝卜素、锰、钾、镁等的极好来源。具有提高肝脏解毒能力、减少炎症、抑制肿瘤的功效。

### 7. 大蒜

大蒜素具有抗病毒、抗真菌和抗细菌的功效。大蒜还含有丰富的含硫氨基酸，是抵抗感染的盟友。

#  基层防疫人员的营养指导

**上海交通大学医学院附属仁济医院　主任医师　万燕萍**

抗疫期，基层防疫工作者是切断感染传播途径的主力军，也是新型冠状病毒感染高风险人群，其工作量和身心压力明显增大，处于较强的应激状态。及时加强和重视营养支持能调节防疫工作者的自身免疫功能及抗应激反应，确保其身心健康。故膳食营养建议如下。

## 1. 平衡膳食

保证充足、合理的膳食营养供给，增加摄入富含优质蛋白质的食物，如奶制品（鲜奶、酸奶 200～400 毫升/天）、蛋、鱼、虾、肉及豆类等，保证适量主食（米、面食等）。

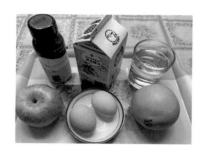

## 2. 充足维生素

增加富含 B 族维生素和 C 族维生素的食物；保证摄入新鲜蔬菜（500克/天）和水果（200～350 克/天）；可补充多种维生素制剂，特别是维生素 B、维生素 C。

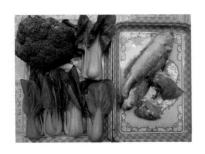

### 3. 摄入充足水分

以矿泉水、白开水或淡茶水为主，每天 1 500～2 000 毫升。如出汗明显，适当增加摄水量及含盐饮料。

### 4. 口服补充营养

如进食量减少，建议额外口服补充适量肠内营养制剂（特殊医学用途食品）。

### 5. 其他注意

尽量定时进餐，若夜间加班，可于睡前 1～2 小时补充夜宵，选择高蛋白食物（牛奶、鸡蛋等）、富含维生素 C 的水果，避免高脂、高热量零食；睡前 4 小时避免饮用含高咖啡因的饮品（咖啡及浓茶），保证睡眠质量。

# 十四 宅家期光吃不动会发胖！如何破解

复旦大学上海医学院　教授　王彦青

肥胖会导致机体处于慢性炎症状态，抵抗力下降；还会危害心脑血管健康，增加患肿瘤的概率。疫中和疫后都要注意主动调整生活方式，做好体重管理。

## 1. 有数才好管理

勤监控体重与围度，了解自己的能量和营养需求。宅在家，人在吃，秤在看。晨起便后称一下空腹体重，这个习惯将会使您受益终生。

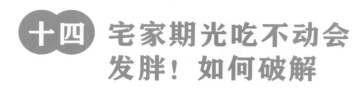

除此之外，也要了解自己的体型，经常监测腰围、臀围，计算腰臀比。男 0.85，女 0.8 是红线！ 过红线表明内脏脂肪超标了。

## 2. 行知须合一，做好饮食运动作息调整

（1）饮食结构与节奏：巧用分餐餐盘，安全防传染，均衡美味，提高营养密度的同时有助于避免摄入过多热量。

调节饮食节奏为三餐两点（早、中、晚正餐＋两次加餐），稳定代谢、稳定体重。晚上 8 点后尽量不吃东西。

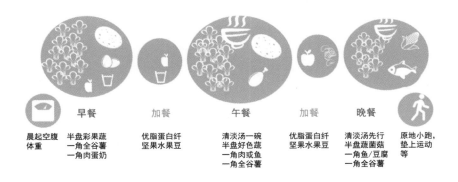

| 晨起空腹体重 | 早餐 | 加餐 | 午餐 | 加餐 | 晚餐 | |
|---|---|---|---|---|---|---|
| | 半盘彩果蔬一角全谷薯一角肉蛋奶 | 优脂蛋白纤坚果水果豆 | 清淡汤一碗半盘好色蔬一角肉或鱼一角全谷薯 | 优脂蛋白纤坚果水果豆 | 清淡汤先行半盘蔬菌菇一角鱼/豆腐一角全谷薯 | 原地小跑，垫上运动等 |

（2）巧加餐、稳代谢，防止正餐变饕餐：原味坚果一天不超一小把（25 克左右），两个拳头的水果，放在早餐和上下午两餐间加餐完成。

（3）避开饮食误区：避免过度节食，以免破坏免疫力，破坏代谢平衡，更容易长胖。尽量避免或减少油炸、腌制食品，把土豆、粉丝、藕等富含淀粉的食材看作主食，以免糖分摄入超比例。

（4）七分吃，三分动，宅家勿忘运动：避免久卧不动。因地制宜，多使用垫上运动、原地小跑，或跟随电视、手机上的运动 APP 做运动，每天不少于半小时。

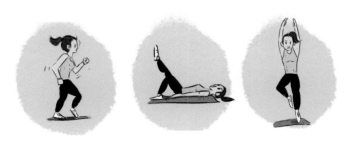

### 3. 最好能有伴，体重管理不孤独

用好新媒体，积极参与线上健康社群，如复旦大学上海医学院常年开展的公益减肥科普社群、薄荷健康等，结伴管理餐饮、运动，不孤独才能更好地坚持。

# 十五 提高自身免疫力是关键

上海市疾病预防控制中心　主任医师　鲍萍萍

免疫力是人体自身具有防疫，以及与各种疾病、各种病原菌做斗争的能力。预防新冠肺炎，除了做好防护，防止病毒入侵，还需增强机体免疫力。从以下几个方面来增强免疫力，每个人都能做到！

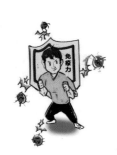

## 1. 合理膳食，均衡营养，食物多样化

饮食是增强免疫力的关键，最佳方法是摄入充足的新鲜蔬菜和水果。保证食物多样化。摄入适量的优质蛋白质，以水产品、禽畜肉、蛋、奶和豆类来源为主，不食野生动物。

## 2. 保证充足饮水量

每天保证1 500～1 700毫升的饮水量，多饮白开水，而非含糖饮料。多次、少量、有效地饮水。

## 3. 适量、规律运动，控制久坐

每天保证至少0.5～1小时的运动为宜，参加慢跑、跳绳等有氧运动。

## 4. 不吸烟，不酗酒，保持健康体重

## 5. 作息规律，保证睡眠

成年人每晚至少睡 6 ~ 8 小时。

## 6. 心理平衡，适度减压

保持心理健康，乐观积极，缓解焦虑。鼓励使用心理援助热线或在线心理干预等。

免疫力是一个系统的工程，不是一个偏方就可解决，也不需要特别的滋补保健品。如果出现食物获取受限或食欲较差、进食不足等情况，达不到食物多样，可在营养师指导下适量补充维生素、矿物质等微量营养素。

总之，做自己健康的第一责任人，养成健康生活方式，增强自身免疫力，降低患病风险。

中国居民平衡膳食宝塔（2016）

#  当心！铺天盖地信息潮激发的"脑炎"

**上海市精神卫生中心　主治医师　金金　主任医师　何燕玲**

这个"脑炎"，你有吗?

## 1. 头脑"发热"

虽然身体没有发热，但是大脑长期处于对疫情的发热状态。

## 2. 行为改变

起床睁眼第一件事打开微信，刷新各种疫情相关信息，明明眼睛已经很累了，但是手停不下来，不停地刷、不停地看……刷无可刷了总可以歇歇了吧? 并没有，因为还有信息更爆炸的微博等着诸君继续刷。

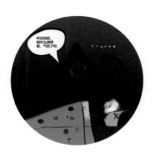

巧了，微信、微博除了疫情好像也没有其他新闻了。除了刷手机，好像无事可做。

## 3. 情绪改变

"哎呀，好感动啊，我哭了。"
"苍天啊，这是人吗? 气得睡不着。"
"原来还有这种事? 太可怕了。"

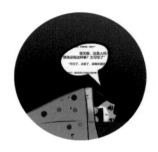

"不行了,太惨了,哭晕在厕所。"

"我去,气炸了,是老夫网上行侠仗义的时候了。"

……

整个人就在这样的"感动-可怕-生气-愤怒"中随机切换。感觉自己的心情已经不受自己控制了,而是和朋友圈息息相关。

## 4. 功能改变

工作难以投入,坐在办公桌前焦虑得不知道该干嘛,"工作只能约束我的肉体,我的精神和朋友圈同在。"

没复工(开学)的出现了强烈的厌工(学)情绪,明明积压了不少在家也可以做的未完成事,但是"国家兴亡匹夫有责,我在家里忧国忧民,还不是开工的时候"。

如果出现以上类似症状,可能你也得了这种"脑炎"——你被焦虑情绪控制啦!

# 十七 谨防"封城"带来的"心理综合征"

**上海市精神卫生中心　主任医师　何燕玲**

隔离一座城市对公众的影响，不仅仅是生活上的和后续经济上的，还有显著的心理影响。

## 1. "恐慌症"

人心惶惶的是医院"不堪重负"，食品、用品、药品短缺，急着要处理的事何时才能办？ 甚至有人把这种情况比作"世界末日"。这里，除了确实存在的困难外，媒体和自媒体因为可靠信息来源和证据太少而传播的恐慌"功不可没"。

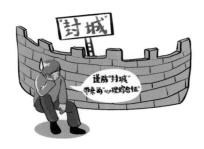

## 2. "焦虑症"

大规模的隔离，死亡病例的报告，给人们的印象是"事态很严重"，继而产生失控感、被困感，不由得焦虑指数升高。

### 3. "歇斯底里症"

被隔离的人们，对了解事实的渴望程度升高，对消息"饥不择食"，给信口开河和谣言滋生制造了传播的土壤，特别是在集中隔离的场所，集体歇斯底里发作，乃至发生极端行为，都是有先例的。

### 4. "偏执症"

"围城"内的人会感觉"封城"只是为了保护"围城"外人的利益而损害了自己的利益，从而产生不满和愤怒；另外，来自疫区的人在其他地区可能会受到个别人的歧视和排斥，心生委屈和愤懑。

### 5. "躁狂症"

或是盲目乐观，"你们都保护好了，我就没问题了"，试图突破隔离，反抗隔离措施；或是精力过剩，在家憋不住了，去网上发表过激言论。

或许上述症状你都有一点，是一种"综合征"？ 其实，说是病症，有些严重了，这是人处于特殊情况下的常见心理反应，只要能意识到，并能正确对待，理智思考，合理调节便可。

#  这场心理防"疫"战如何打

上海市精神卫生中心　主治医师　金金　副主任医师　孙琳

上海市长宁区精神卫生中心　副主任医师　陶华

上海市浦东新区精神卫生中心　主任医师　孙喜蓉

　　你有选择关注任何事件的自由，但是请一定不要失去独立判断问题的理智！你的焦虑甚至愤怒，会不会是在没意识到时被"带节奏"了呢？其实，换个角度想，解决问题最好的方法是经过深思熟虑之后做出的，如果让自己一直处于注意力漂浮、信息未加整理的焦虑状态下，只会事倍功半，恶性循环，让事情往更令人焦虑的方向发展。

## 1. 辩证思维法

　　（1）辩证评估：不断地寻找自己在对行为和事件的解释中遗漏了什么，全面地评估。

　　（2）允许自然变化：允许并且认识到事物发展过程中的自然变化和不稳定存在。

　　（3）化不利为有利：看到问题中蕴含的机会，没有问题就永远没有锻炼技术的机会。

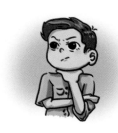

## 2. 改变自己看待威胁的方式——不把它看作是"致命的危险"

　　因为一旦看成致命危险，我们身体的第一反应就是或战斗，或逃跑，就会紧张。所以换个角度，把这些压力源看成是一种按部就班可以做好的事。既然事情可以完成，本能的焦虑也不会被无效激发。

## 3. 做你能做的

一是自我保护，减少被传染风险；二是保持注意力，关注当下，做眼下能做的事情。读书、运动、整理房间、室内亲子活动、与亲友电话、网上聊天……把一直打算做，却以没时间为由尚未做的事情做起来。

## 4. 做不了的则保持距离

疫情你控制不了，理智关注就好；漫天飞的消息，良莠难辨，适当隔离就好。先照顾好自己才能更好的顾全别人。

## 5. 面对他人的有意回避和疏远，我们要理解

别人回避疏远的不是我们这个人，而是具有传染性的病毒，我们不要把自己和病毒划等号。

# 十九 应对焦虑，心理调适操作五步法

上海交通大学医学院附属仁济医院　主任医师　骆艳丽

## 1. 自我暗示法

恐惧时内心深处常有个没有逻辑的想法在无形地起作用，如：别人生病-病是可传染的-我可能被传染-我可能会死掉（过度担心）。意识到这个问题后，采用积极自我暗示，告知自己并强化：专家说了，我只要呆在家里（远离传染源）-好好休息（抵抗力增强）-就不会被感染-就不会死亡！

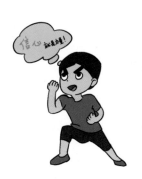

## 2. 呼吸放松法

要想心理上放松，首先还要身体上放松。深慢呼吸可直接作用于脑干，从而利于放松全身。

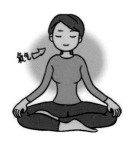

找一个安静舒适的环境，确保 5 分钟内不被打扰；找一个很舒服的姿势，可站、可坐、可躺；可睁眼、可闭眼；双手放在腹部，尝试腹式呼吸，吸气时腹部尽量鼓起，呼气时尽量腹部收回，双手可以感受腹部的起伏；鼻吸气、口呼气；呼吸尽量放慢放缓，可内心默数 1、2、3、4、5。每次 5 分钟，每天 2~3 次；引导注意力到自己的呼

吸上；尝试体会气流划过鼻腔的感觉。

## 3. 自得其乐法

找一些让自己心情愉悦的事情做，既可以获得成就感，又可以转移注意力，打破焦虑恶性循环。

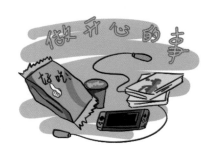

## 4. 寻求链接法

人类是群居动物，社会活动是我们的必需品。寻求情感共鸣、共同面对困难、让情绪得以宣泄，让情感得以流动。打个电话和朋友聊个天，唱首歌给家人听，和外部世界保持联结，让心理能量得以释放。

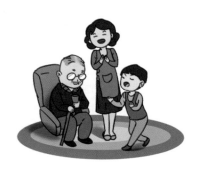

### 5. 求助专业法

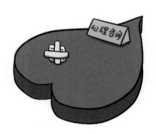

卫生热线：12320 - 5；"健康中国"APP、"上海健康云"APP，都有相应的线上心理咨询。

如果情绪特别紧张、恐惧、害怕，脑子里胡思乱想，心神不定，坐立不安，甚至吃不下饭睡不着觉，还是建议进行专业评估和干预。

# 二十 恐慌下，睡不着怎么办

上海市浦东新区精神卫生中心　主任医师　孙喜蓉

上海市浦东新区精神卫生中心　心理治疗师　樊希望

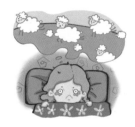

新型冠状病毒的蔓延，让很多人陷入前所未有的焦虑、紧张抑郁，严重者出现睡眠障碍。不妨从以下应对策略中选几种适合自己的，打一套组合拳。

## 1. 培养良好的睡眠习惯与氛围

（1）规律作息时间。

（2）创造良好的睡眠环境：不要开灯，枕头与自己的拳高相当，室温 20～23℃。

（3）避免咖啡因、酒精和烟。

（4）睡前按摩、放松、热水浴，饮用热牛奶或草药茶。

（5）睡前不要看电视或玩手机。

（6）夜间打鼾者建议右侧卧位。

## 2. 心理调整

（1）心理暗示："疫情肯定会过去的""今晚肯定能睡好"。

（2）练习冥想、放松、正念。

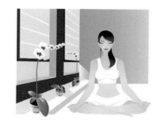

### 3. 睡眠刺激控制法

（1）床只用来睡觉。不在床上看电视、玩手机、阅读等。
（2）不困不上床。
（3）睡不着就起来，读书、看报、听音乐。
（4）无论是否睡够，在固定时间起床。
（5）白天不要补觉。

### 4. 运动干预失眠

中高强度的有氧运动（如快走、慢跑）与中等强度的抗阻力运动（如哑铃，弹力绳辅助的肌肉训练）治疗失眠。成年人至少每周 5 次，每次至少 30 分钟。

运动强度很关键，散步等低强度运动并不能改善睡眠。

推荐老年人练习简单、易学的八段锦等。

### 5. 中医按摩疗法

推荐几个助眠穴位。每日自行按摩 2～3 次，每次顺时针方向和逆时针方向各 50 圈。

（1）百会穴：位于头顶正中线与两耳尖连线的交点处，用手掌按摩头顶中央的百会穴。
（2）安眠穴：耳后乳突后面有个凹眼的地方。
（3）太阳穴：在耳廓前面，前额两侧，外眼角延长线的上方。
（4）神门穴：在腕部，腕掌侧横纹尺侧端，尺侧腕屈肌腱的桡侧凹陷处。
（5）合谷穴：别名虎口，位于第 1、2 掌骨之间，拇指和食指合拢，肌肉的最高处。
（6）涌泉穴：足前部凹陷处第 2、3 趾趾缝纹头端与足跟连线的前 1/3 处。

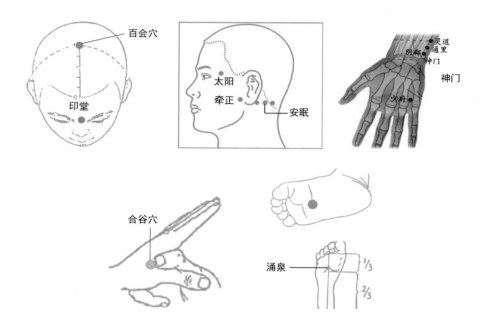

# 二十一 当心手机刷上了瘾

上海交通大学附属精神卫生中心 李瑞华 主任医师 赵敏

## 1. 什么可以成瘾

（1）烟、酒、咖啡。

（2）摇头丸、海洛因等毒品。

（3）杜冷丁、安定等药物。

（4）刷手机、玩游戏等——行为成瘾。

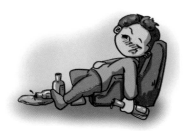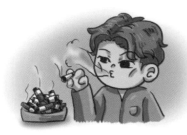

## 2. 疫情危机时期，为何容易发生成瘾问题

大量研究显示，负性生活事件对各类成瘾行为均有促进作用。新冠肺炎疫情事件发生以来，每个人无法置身事外。巨大压力之下，除了焦虑、抑郁、躯体不适等身心反应之外，还会出现吸烟、饮酒、安眠药使用等的增加，因这些精神活性物质可让人们短暂抽离，得到些许减压和放松。特别是，居家隔离无聊，信息如潮涌来，人人都在开怀刷手机，放肆玩游戏，时间流逝得好像更快一些。不知不觉中，手机刷上瘾了，不刷就空落

落的，就焦虑，就仿佛自己脱离了这个世界。

## 3. 如何预防成瘾行为

（1）及时意识到自己刷手机已成为须臾不可离的习惯。

（2）远离使用环境，如远离不健康的朋友圈、适当屏蔽负性能量的信息。只关注权威信息，防止信息过载。

（3）健康生活方式是预防成瘾的第一大法宝。保持生活规律，培养健康的生活习惯和兴趣爱好，比如给自己制订计划、尝试运动或其他自己原来喜欢做的事情，来替代刷手机。

（4）学习压力管理技巧，如采用转移注意力、适当倾诉、放松等方法缓解疫情带来的压力和焦虑。

（5）增加家庭及朋友间的社会交往，发掘身边的支持资源。

# 二十二 中医防疫小妙招

上海中医药大学附属岳阳中西医结合医院 主任医师 张振贤

陈若宏 黄瑶 史佳宁 顾俊薇

## （一）饮食妙招

### 1. 饮食原则

新冠肺炎防疫期间，居家饮食更要注意遵循以下几个原则：

（1）平衡膳食，种类多样。

（2）谷薯类食物要保证。

（3）优质蛋白要充足。

（4）多吃新鲜水果和蔬菜。

（5）保证充足饮水量。

（6）按时三餐，切勿过饥、过饱，以养脾胃。

（7）荤素搭配，切勿大荤或全素，以补气血。

（8）配合锻炼，效果更佳。

### 2. 养肺食补食谱推荐

（1）三鲜汁：

1）材料：藕 500 克去皮，洗净切丝；荸荠、梨各 500 克去皮，洗净切薄片。

2）做法：用洁净的纱布绞出汁液，加入白糖少许，加入凉开水适量。

3）功效：清热化痰、肃肺。

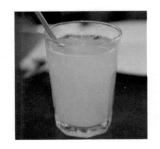

（2）玉参焖鸭：

1）材料：玉竹、沙参适量；老鸭 1 只（去毛、去内脏）。

2）做法：老鸭洗净后放入砂锅内，加入玉竹、沙参、水适量。焖煮酥烂后，放入调味料即可。

3）功效：养阴润肺。

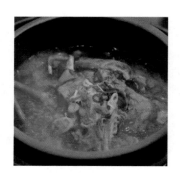

（3）杏仁猪肺粥：

1）材料：杏仁 10 克去皮尖，捣泥；猪肺 50 克加水煮至七分熟，捞出切碎；粳米适量。

2）做法：将粳米、猪肺、杏仁泥加水同煮为粥，一日分两次食用。

3）功效：补益肺气。

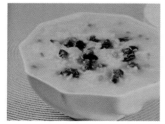

（4）百合杏贝炒芥菜：

1）材料：鲜百合 30 克洗净掰瓣；甜杏仁 10 克去皮尖；川贝母粉 3 克、太子参 15 克煎煮取滤液；芥菜 100 克洗净切段。

2）做法：热油锅中放入甜杏仁，稍炒；加入太子参煎煮液、百合、川贝粉加盖焖煮；收汁前加入芥菜段快速炒熟，调味。

3）功效：润肺止咳、益气健脾。

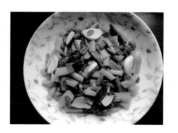

## （二）饮茶妙招

国家卫健委、国家中医药管理局提出了此次新冠肺炎的中医核心病机、治则治法，主张此次新型冠状病毒肺炎属"湿毒疫"，乃湿毒之邪致病，病位在肺。病机特点为"湿、毒、瘀、闭"。辨治尤重祛除湿邪，芳香化浊避秽，透表散邪，升降脾胃，驱邪而出。简而言之，当早诊断、早治疗、重祛邪、防传变！ 古有治疫名方"达原饮"（《温疫论》）、"宣白承气汤"（《温病条辨》）、"升降散"
（《伤寒瘟疫条辨》）……均可用于
此疫不同阶段，辨证施之。

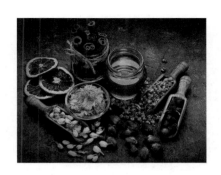

　　由此，我们推荐的居家中药代
茶饮亦以"化湿祛浊"为关注点。
每日取茶饮方 1 剂，以开水冲泡，
每日两次，每次 150 ～ 200 毫升/
杯，温服。

### 1. 平素偏寒湿体质者

症见口淡黏腻，畏寒肢体，周身酸重，脘痞纳呆，乏力易感，便溏或
质黏，关节冷痛或肢肿，舌淡苔白腻，脉沉滑或沉缓。

**推荐茶饮：** 苏叶 1 克、藿香 2 克、苍术 2 克、陈皮 2 克、煨草果 1 克、
生姜 1 克。

### 2. 平素偏湿热体质者

症见面红唇赤，口干苦咽燥，怕热喜凉，脘闷腹满，溲赤便干而秽
臭，夜烦不眠，舌红苔黄干或腻，脉滑数。

**推荐茶饮：** 苍术 2 克、陈皮 2 克、薏苡仁 2 克、金银花 2 克、薄荷 1
克、桑叶 1 克。

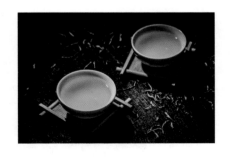

### 3. 平素偏气阴不足者

症见乏力困倦，少气懒言，心
悸气短，自汗、盗汗，口干多饮，
胃纳不振，多梦早醒，腰酸腿软，
舌淡或红，舌边见齿痕，苔薄白少
津或少苔，脉细弱。

**推荐茶饮：** 黄芪 2 克、麦冬 2
克、防风 2 克、荆芥 2 克、芦根
2 克。

合理应用茶饮，传统中医养生之道助你健康平安！

## （三）熏·灸妙招

面对潜伏在未知处的病毒，我们除了"戴口罩""勤洗手"，还能做些什么呢？

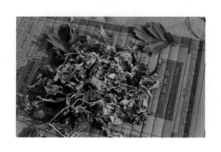

### 1. 熏

（1）艾烟："采艾以为人，悬门户上，以禳毒气"（《荆楚岁时记》）；"断瘟疫病令不相染，密以艾灸病人床四角，各一壮，佳也"（葛洪《肘后备急方》）；《备急千金要方》也提及用烟熏（各种药物）的方法来防瘟疫。这里我们先以艾烟为例。

现代科学研究指出，用艾叶烟熏室内，可达到良好的空气消毒效果；艾烟在一定浓度及时长下，具有良好抗病毒作用，与苍术合用甚至有抑制流感病毒等呼吸道病毒的效果。

但是，长期、大量、高浓度地吸入艾烟对身体会产生危害！因此，艾熏时要求：①浓度控制：9~12毫克/平方米；②时间达到30分钟以上。

通俗地说，在家熏一根艾条，30分钟左右熄灭即可，不用特意通风。如果担心影响身体健康，可以戴口罩或离开房间。因艾条燃烧时有明火，请务必注意与木质家具及地板隔开，避免引起火灾！

（2）点香：除了艾叶、苍术的等传统草药燃熏，还有点香，点沉香、檀香等。这些都是辛温芳香理气药，可以起到净化空气、调气安神的作用。更可以根据药物特性选择：如沉香性温，味辛、苦，归脾、胃、肾经，功在暖肾、温中、理气；檀香性温，味辛、香，归脾、肺二经气分，兼通阳明。功在调畅脾肺、宽胸利膈、温散胃寒。

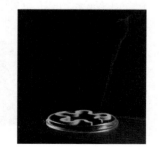

（3）香囊：不想燃熏，怎么办？ 香囊同样具有芳香化浊、辟除秽浊的功效。

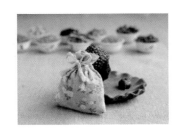

1）自制香囊：以芳香辟秽为主。

2）药物：藿香、丁香、木香、羌活、白芷、菖蒲、苍术、细辛各 3 克。上药共研细末，装入香囊内，随身佩戴（与鼻腔距离 15 厘米）或置于居室内、床头。

3）功用：行气祛湿，芳香辟疫。

## 2. 灸

艾灸兼具温热作用与特有的药物作用，即能温经通络、调和气血、扶阳固脱、拔毒泻热。

（1）艾灸穴位：调补气血、增强免疫力。取穴：神阙、关元、足三里、气海、中脘、肺俞（每天可选灸 1～3 个穴）。

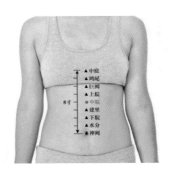
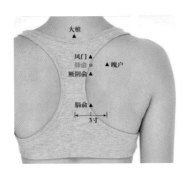

（2）艾灸方法：建议悬灸，手持艾条或采用灸盒，以体感温暖、微热，局部皮肤微红为宜。

（3）艾灸时间：每个穴位 15 分钟左右，总时长 30～45 分钟即可。

（4）注意事项：

1）注意保暖，灸前、灸后喝半杯到一杯温开水。

2）孕妇禁灸，女性经期禁灸关元，儿童、阴虚火旺者不宜灸。

3）糖尿病控制不佳者、严重疾病患者等建议咨询医师后慎灸。

4）局部皮肤破损不宜灸。

5）大醉大怒、大恐大惊、过饱过饥时不宜灸。

6）艾灰要及时刮入铁质容器，如艾条没用完，最好放入真空铁盒灭火，注意消防安全！

7）艾灸时应注意力集中，防止烫伤！

## （四）锻炼妙招

在这个"宅"即贡献的时候，是不是只能在家花式躺？

我们在家除了洗手、吃饭、洗手、躺、洗手，还能做些什么？ 当然是锻炼，强身健体提高免疫力，如练习八段锦。八段锦的练习无需器械，不受场地局限，简单易学，极其适用于抗疫期间的居家锻炼，请扫下方二维码观看具体动作演示。

饮食、养生、锻炼的有效结合，才能全面提高机体免疫力，对新型冠状病毒说"不"！

# | 第二篇 |
# 儿童防护知识

# 一 面对疫情，孩子该怎样防护

上海市儿童医院　副主任药师　李志玲

## 1. 家有疑似病例居家隔离，如何正确保护孩子

（1）疑似病例主动在家隔离 14 天。

（2）没有条件和孩子分开居住的家庭，尽量保证房间分开。

（3）避免疑似病例和孩子接触。

（4）疑似病例在家须佩戴合适口罩（不可佩戴有呼吸阀的防护口罩）。

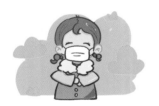

（5）1 岁以上的孩子也应该正确佩戴合适口罩。N95 口罩密封性较强，会导致孩子呼吸费力，一般情况下不推荐孩子使用。普通医用外科口罩就可以了，家长应挑选尺寸适合孩子年龄大小的口罩。

（6）家长须随时注意孩子的情况，一旦有发热等症状须立即到附近医院的儿科发热门诊就诊。

## 2. 如何做好孩子日常用品的清洁消毒

对于孩子的玩具，学习、生活用品等，耐高温的可用消毒锅或开水煮沸消毒 30 分钟，不耐高温的可选择用酒精喷洒或放置在阳光下暴晒。对于孩子的衣服，建议烘干或者太阳暴晒消毒。对于地面，建议用含氯消毒剂，如 84 消毒液消毒。

#  孩子不爱洗手怎么办

复旦大学附属儿科医院 副主任医师 郑继翠

疫情这么严重的情况下，孩子不爱洗手怎么办？ 如果家长训斥孩子，孩子容易出现逆反心理，适得其反。您不妨试试以下几种方法。

## 1. 绘本读起来

很多孩子不愿洗手，是感觉洗手麻烦，且手上看不到脏东西。家长可以给孩子读一下童话绘本，让孩子从绘本中了解为什么要洗手。

## 2. 游戏做起来

孩子从外面回来，就要直接拿吃的东西。双手涂满小点点的妈妈，笑嘻嘻地冲着孩子的嘴巴来："哈哈哈，哈哈哈，我是冠状病毒，我要进入你的身体，我要让你不舒服，让你不能见到爸爸妈妈，哈哈哈哈……"，以此引导孩子赶紧去洗手。

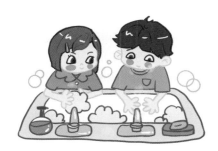

### 3. 玩具、食品诱惑起来

把孩子最喜欢的玩具或食物放在一边，告诉孩子，洗完手后可以去玩玩具，可以去吃东西，为了得到自己的最爱，大部分孩子会乖乖去做的。

### 4. 儿歌唱起来

与孩子一起自编洗手歌，或选择孩子喜欢的其他儿歌，在洗手的过程中，欢快地唱起来。

### 5. 卡通物品用起来

多准备带有卡通图案、色彩丰富的毛巾和肥皂，让孩子自己挑选，使用这些自己挑选的物品，会激发他们的好奇心。

### 6. 图画画起来

家长可以跟孩子一起画画，如画新型冠状病毒，让孩子了解病毒太小，肉眼根本看不见，但依然会导致孩子生病。

### 7. 一起来洗手

给孩子准备好温度适宜的水，与孩子一起把手洗起来，做孩子眼中的镜子。

### 8. 实事看起来

给大年龄的孩子讲实事，让他们自己去看，从中认识新型冠状病毒的特点、传播途径。使孩子认识到洗手的重要性，并自己决定什么时候洗手。当他们自己做主的时候，就会自然而然去做了。

#  孩子不愿戴口罩怎么办

复旦大学附属儿科医院　副主任医师　郑继翠

有一个叫新型冠状病毒的家伙，今年在人类中肆虐，连孩子都没有放过。所以在这个非常时期，大家都知道如非必要，不要出门，如果一定要出门，那必须全副武装，戴好口罩。戴口罩很不舒服，又闷又湿，家长都在忍耐，孩子就更不愿接受口罩了。那么，怎样让孩子乖乖戴口罩呢？

## 1. 视频看起来

对于年龄小的孩子，他们语言理解能力稍差，家长可以利用短视频让孩子了解咳嗽和喷嚏的危害。让他们知道一个喷嚏可以穿过几节地铁车厢，使他们认识到即使很远的地方有人打喷嚏，自己也可能受到感染。

## 2. 游戏做起来

（1）对照游戏：家长戴上口罩，孩子手上放颜料粉。让孩子对着家长轻轻打一个喷嚏，颜料粉便飞到家长的口罩上，没有办法进到家长的身体（家长最好戴上眼镜，以防孩子力度没有掌握好，粉尘飞到眼睛内）。

使用小木偶做道具。小木偶不戴口罩，同样的步骤，让孩子吹颜料粉，颜料粉便飞到小木偶的嘴巴和鼻子里，家长可以模仿小木偶呼吸，扮演粉吸到身体内，然后自己生病了。

2个游戏做完，让孩子自己体会，讲出道理。他们对戴口罩的接受度就会提高。

（2）演示游戏：如果孩子比较小，也可以直接通过吹颜料演示给孩子，人是如何感染病毒的。道理少讲一点，跟他们玩个游戏，看谁能保护鼻子和嘴巴没颜色。

（3）比赛游戏：还可以跟孩子比赛，谁戴口罩时间长，并讲出各自的感觉。通过比赛的形式，利用孩子好胜的心理提高其对口罩的接受度。

需要注意的是：孩子接触颜料后要洗手，另外要选择无毒的颜料。孩子最好戴口罩和眼镜进行此项游戏。也可以让孩子撕碎小纸片，画上病毒的样子，来进行此游戏。

## 3. 图画画起来

让孩子在自己的口罩上画上喜欢的小动物，然后戴上，这个小动物就可以时时刻刻跟他/她在一起了。

## 4. 口罩要合适

将口罩调整到适合孩子的状态，否则孩子感觉不舒服，就不愿意戴口罩。

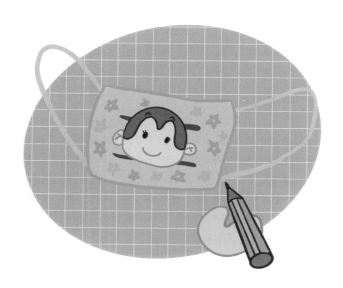

# 四 孩子怎么吃才能保障防疫抵抗力

上海交通大学医学院附属上海儿童医学中心　主任医师　洪莉

对抗新型冠状病毒，对个人来说，除了做好防护，最重要的就是增强自身免疫力。而营养均衡无疑是增强免疫力最有效、性价比最高的方法。每天怎么吃，才能保障孩子尽可能抵抗病毒呢？

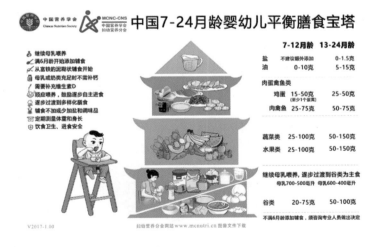

## 1. 既要吃饱也要吃好

家长们可以根据中国营养学会发布的不同年龄段膳食宝塔图谱来安排一日三餐；饮食多样化，每天尽量达到 20 种食物。同时，避免盲目节食减重。

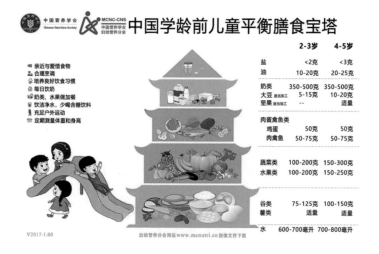

## 2. 保障优质蛋白质摄入

　　优质蛋白质就是能够被人体消化吸收利用的"好"蛋白质，食物来源包括奶、鸡蛋、肉类、豆类及坚果。对于婴儿，要坚持母乳喂养。千万不能吃野生动物！ 切记！

## 3. 补充五彩的新鲜蔬菜、水果

　　每天至少食用 300～500 克蔬菜和 2 个水果。

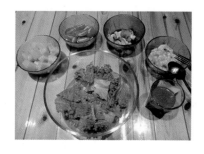

### 4. 多饮白开水

避免甜饮料、茶、咖啡等。小便颜色清亮说明饮水量充足。

### 5. 补充维生素和微量元素

因为宅在家，户外活动减少，须注意特定的维生素和微量元素的补充。牛奶和奶制品是钙的最佳来源；新鲜蔬菜水果是补充维生素 C 最佳食材。根据年龄段不同，每天可补充维生素 D 400～800 个国际单位。

### 6. 养成卫生用餐的习惯

家庭用餐时，使用公筷、公勺以减少交叉感染。餐前便后使用肥皂，配合流水洗手。所有餐具、炊具均要高温消毒，所有荤菜煮熟、煮透后食用。蔬菜水果一定要洗净。疫情期间，沙拉、生鱼片等就不要吃啦！

#  防感染，居家儿童的口腔防护必须重视

**复旦大学附属眼耳鼻喉科医院　副主任医师　苏怡**

"病从口入"，在疫情期间，做好口腔防护，不容忽视，以下几点要重点关注。

（1）预防婴幼儿"鹅口疮"：家长要注意喂养时的卫生，居室经常通风，注意婴儿保暖，常喂白开水。家长可以做好手清洁后，用沾盐水的纱布清洁孩子孩子的口腔。

（2）防止龋齿发生：家里的糖果一直是孩子每天惦记的小心思，但是婴幼儿频繁接触甜食，特别是在睡前唾液流速降低，牙齿处于酸性的环境中，非常容易患龋齿，建议家长注意提醒孩子少吃甜食，注意营养的均衡摄入。

（3）养成每天定时清洁牙齿的好习惯：

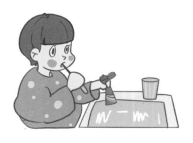

建议2岁半以后的孩子，都要认真刷牙，每天2次，每次3分钟左右。对于自己不能很好完成刷牙的孩子，家长要和孩子一起刷牙；也可以教会孩子孩子正确使用牙线和间隙刷，让孩子养成每天认真清理牙齿的好习惯。

（4）防止牙齿外伤：疫情期间，孩子每天在家活动的时间会比在学校时要长，家长要教育孩子注意活动时的安全，防止前牙和颌面部的外伤发生，以免造成不必要的就医和牙齿的创伤和缺损。

让我们共同努力，希望我们和孩子平稳度过新冠肺炎疫情这个难关！

### 小知识：掌握正确的牙齿清洁方法

（1）牙刷选择及刷牙方法：选择保健牙刷（刷头较小、刷毛软硬适中）。竖刷法结合水平颤动法，内外都要刷。

（2）使用牙线和间隙刷：当孩子2岁半，最后2颗臼齿长出以后，就可以让孩子开始使用牙线了。目前，儿童牙线在我国还没有普及，家长可以帮孩子挑选欧美国家或日本生产的儿童牙线棒，这种牙线棒色彩鲜艳而且有水果味道，孩子容易接受并自觉学习用牙线棒进行牙间隙清理；如果买不到，家长也可以用成人牙线，每晚帮助孩子把牙间隙清理1次以后再刷牙。通过使用牙线不仅可以保持牙间隙的清洁，还可以检查孩子是否发生了龋齿，以便及时就医，防止龋齿的进一步发展。

对于戴托槽进行矫正牙齿和不习惯使用牙线清洁牙间隙的孩子，建议使用间隙刷，间隙刷有多种型号和"I"型"L"型2种款式，为了达到全口牙间隙清洁的理想效果，往往需要使用不同型号和款式的间隙刷，家长可根据孩子牙间隙的大小来进行选择。

# 六 居家隔离期间，陪孩子做什么

复旦大学附属儿科医院　副主任医师　郑继翠

居家隔离，让"神兽"无时无刻不在家长眼前晃悠。轻者嘤噎，中者吵闹，重者吼吼，耳边聒噪，怎么办？ 如何让这帮"神兽"居家隔离不无聊？

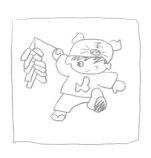

### 1. 画出心情

让孩子涂鸦，讲出自己涂鸦的故事，交换心情。

看图，你能想出孩子的心理吗？

### 2. 音乐减压

鼓励"神兽"们，会弹琴的弹琴，会唱歌的唱歌，不会唱歌的哼起来，吼起来，有助于减压。

### 3. 适当观看电视剧、电影、动画片

非常时期，非常对待！ 不要过度限制孩子观看影视作品。"云看展"博物馆、经典儿童电影、BBC 自然纪录片、科技与文史纪录片、名人演讲等视频，家长都可以跟孩子一起看，或者让其自己看。大年龄的孩子，可以让他们适当看一些关于当前疫情和驰援情况的报道，以了解事实，并与家长一起聊聊自己的看法。

## 4. 老游戏新玩法

（1）七巧板：七巧板做出立体效果，同时让孩子针对自己的作品讲故事，也可以与家长比拼搭构，既锻炼了思维，又提高了语言表达能力。

（2）沙包：沙包可以教孩子制作，通过沙包的制作，锻炼孩子的思维及空间想象力，2人或多人之间的传接沙包、1个人2～3个沙包的抛接游戏，既动手动脑，又练习了手眼协调能力。

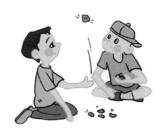

（3）扇元宝：由纸叠成的元宝，这种元宝有2种叠法。小的可以夹在大的中间，放在地上，对手用元宝将其掀翻就算赢了。

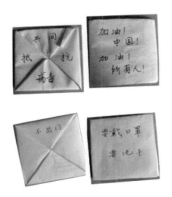

（4）跳皮筋：和孩子一起玩我们小时候的游戏，让孩子体会我们的童年，会让孩子与你更亲近。在家里玩，最好不要穿鞋子，以免影响邻居的休息。

## 5. 一起来做家务

家务活不是大人的专利，孩子一样可以做。小到垃圾分类、倒垃圾，大到洗衣做饭，不同年龄分配不同工作，在做家务过程中不仅可以消磨孩子的时间，而且可以锻炼其责任心。

## 6. 家里可以做的运动

桌子乒乓、平衡力挑战、跳房子、篮球小运动、俯卧撑、仰卧起坐，等等，不管干什么，让孩子运动起来，都可以强身健体。

面对当下的疫情，让孩子一起创作运动游戏，读绘本，听唱音乐，居家的日子将不再枯燥无味，这一段的生活将成为他们美好的回忆。

# 七 疫情期间的疫苗接种还要不要正常进行

上海市疾病预防控制中心　主任医师　胡家瑜

## 1. 哪些疫苗必须按照原有免疫程序正常接种

（1）新生儿应该按照免疫程序接种首剂乙肝疫苗和卡介苗。乙肝病毒可通过母婴传播，携带病毒的孕产妇可将病毒传染给新生儿。因此，母亲乙肝表面抗原（HBsAg）阳性的婴儿，尽可能按照免疫程序及时接种第 2剂次、第 3 剂次乙肝疫苗。

（2）狂犬病患者一旦发病后，几乎 100％死亡。故狂犬病暴露后的患者，应及时并全程接种狂犬病疫苗，以及必要时在伤口周围浸润、注射狂犬病免疫球蛋白。不能延迟接种。如果狂犬病暴露同时有疑似新型冠状病毒感染，首先应对疑似新型冠状病毒感染者狂犬病暴露程度进一步评估，确实不能排除狂犬病暴露风险的话，疑似新型冠状病毒感染者必须接种狂犬病疫苗。狂犬病疫苗接种必须在隔离点接种，接种医生必须按照新型冠状病毒肺炎防控方案中规定的个人防护指南，做好个人防护。

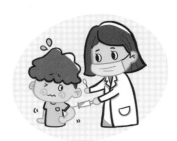

（3）疫情期间，如果新生儿出生同时有疑似新型冠状病毒感染，暂缓接种首剂乙肝疫苗和卡介苗，疾病排除或痊愈后补接种。

## 2. 疫情下如何去接种疫苗

（1）前往接种门诊前，要事先通过网络或电话进行预约，确定接种日期和时间，减少在接种门诊的停留时间。

（2）前往接种门诊前，要自行测量体温，若有发热、咳嗽等不适症状，应取消预约，暂不接种。

（3）前往接种门诊时，主动申报外地出游史、类似病例接触史和健康状况等。

（4）尽量减少陪同人员，受种者和陪同人员必须做好个人防护，佩戴口罩，带好身份证。

#  孩子在家要"逆天"，家长怎么办

复旦大学附属儿科医院　主任医师　高鸿云

复旦大学附属儿科医院　副主任医师　郑继翠

寒假，今年很特别，因为它不但漫长，而且是无法外出撒欢的漫长。宅在家里近1个月，已经有孩子出现了一些行为和心理异常，未来的几周，又会怎样？　面对逆天的孩子，家长该怎么办？

## 1. 孩子的"逆天"表现

（1）不睡觉：很多孩子没有了规律的作息时间，晚上不睡觉，早上睡不醒。

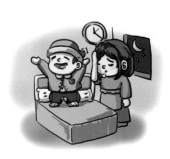

（2）不学习：有些孩子看着作业发愣，或者干脆不打开书包，只要家长督促学习，就显得焦躁，直接说"我不想学"，或者"等会儿学"，以各种理由推脱。

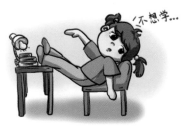

（3）欺负同胞：家中有 2 个或 2 个以上的孩子。每天相处，可能会出现不同于平日的打闹，大的可能偷偷欺负小的。

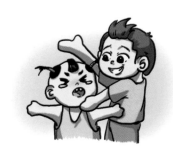

（4）沉溺电子产品：眼睛离不开手机、电脑、平板电脑、电视机，离开这些就感觉无所事事，甚至无所适从。

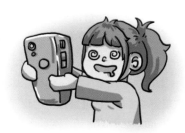

（5）不肯做家务：家长为了锻炼孩子，给孩子分一些家务活，有些孩子以"我不会""等一会儿""大人的事情大人做"等回复，看着家长忙来忙去，自己悠闲自得，就是不肯搭一下手。

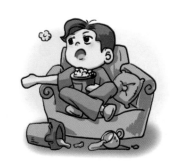

（6）顶嘴，对长辈不礼貌：家长稍微说一句自己不愿意听的话，轻者不理，重者大声吼叫，有的孩子甚至用不洁语言回答。对家长各种吩咐，从来不用礼貌用语等。

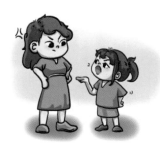

（7）食欲异常（暴食或食欲不振）：有些孩子就是以吃打发时间，有些孩子看见食物就反感，甚至出现一些厌食的表现。

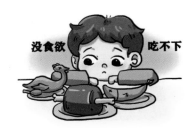

（8）哭闹不安：莫名奇妙地哭，不好安慰。

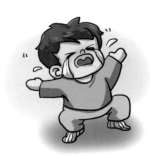

（9）懒得动：有些孩子总是呆在一个地方，不去活动，不做家务，就是不做任何事情。有的甚至连话都不愿意讲。

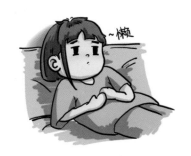

　　各种行为异常，有常见的 4 种原因：①特殊时期的居家情绪反应；②长期积累的问题；③对家庭问题的反应；④家长眼中的问题。大人之间的冷战或争吵，也会使孩子情绪不安，产生一些行为问题；家长焦虑或不现实的要求，把本来是正常的行为当作问题。所以，孩子的行为是否"逆天"，需要家长的慧眼识别。

## 2. 如何对待这些"逆天"

　　这是一件让人头痛的事情。

（1）总的原则是家长先平复自己的情绪，再管理教育孩子。发生矛盾，家长先平复情绪，冷静的情况下再交流。大孩子要单独交流，不要父母双方一起上阵。不要在孩子玩游戏的时候去谈，尽量选择双方都放松的时候，比如饭后，或者选择大家情绪都比较好的时候。谈话时，要先表达父母的关心，从对孩子的正面评价开始。再听听孩子是怎么想的，问问孩子希望怎么办。

（2）以保证安全为原则，不激化矛盾。

（3）积累的问题不要希望短期内解决，特殊时期要降低学习要求。

（4）生活安排尽量有计划，孩子越大，自主性越强，所以让大年龄孩子自己做计划，安排自己的时间，同时，要约定好不遵守计划怎么办。

（5）制订作息计划很重要，但不要太死板。

倾听，陪伴，同理心，是这个假期家长与孩子相处的金钥匙。掌握好这些原则，方能和谐安全地度过这个漫长而特殊的寒假。

# 九 长时间宅家，孩子的安全如何保障

**复旦大学附属儿科医院  副主任医师  郑继翠**

安全是永恒的话题。疫情期间，居家安全这个永恒的话题更加重要。孩子被隔离在家，心向外界，容易发生高处坠伤、烧烫伤、异物中毒、锐器伤、挤压伤等，都是我们需要关注，不容忽视的。

那么，该如何预防这些居家意外的发生呢？ 下面的这些建议，相信可以帮助到您。

## 1. 跌落伤

（1）不要把孩子单独留在桌子、沙发、洗衣机盖上或其他较高的物体上，家长要密切看护，而不是一味的阻止。

（2）地面保持干净、干燥，不要杂物满地、地面潮湿。

（3）始终告诉孩子，取高处的物品要大人来帮忙。

（4）对于尖锐边角的家具，要安装防撞条或防撞角。

（5）楼梯顶部和底部安装栅栏。

（6）窗台、阳台安装窗止、栅栏，不要让窗户完全敞开。

（7）不要在窗台、阳台下方放置任何可能让孩子攀爬的物品。

（8）不能将孩子单独留在家中。

## 2. 烧烫伤

（1）尽量不要让孩子进入厨房。

（2）小的电器表面可以贴上防烫标志。

（3）点火用具远离孩子。

（4）不要让家用电热设备靠近易燃物。

（5）不要把热水瓶、热饮等放在孩子触手可及的地方，并教会孩子"一看二问三碰"。

（6）不要让孩子独自使用热水器等。

## 3. 异物、误食、中毒

（1）选择适合孩子年龄的玩具。

（2）及时收纳家内杂物。

（3）不要给低龄孩子喂食坚果或果冻等食物。

（4）不要在孩子奔跑或活动时喂食。

（5）酒精、酒类饮品等远离孩子，不要用酒引逗孩子。

（6）孩子发热，酒精擦浴应慎重，孩子皮肤有损伤不要用酒精擦拭。

（7）化学物品（包括化妆品、药品、洗涤用品、洁厕剂、消毒剂等）放在孩子不可触及的地方。

## 4. 窒息

（1）告诫孩子不要在橱柜、窗帘里玩耍。

（2）不要将马夹袋套在头上或掩住口鼻。

（3）不要在被子里玩捉迷藏。

（4）缩短百叶窗的拉绳和固定拖线板的线。

（5）低龄孩子的围兜带子不宜过长。

（6）婴幼儿放在床上或沙发上一定要有大人照看，周围不要放置布、毛绒玩具等。

新型冠状病毒来袭，隔离在家的家长与孩子一起找一找家中有哪些安全隐患，让我们一起排除它，安全度过这个特殊的隔离期。

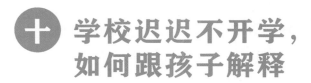

# 十　学校迟迟不开学，如何跟孩子解释

上海市精神卫生中心　主任医师　何燕玲

　　春节一过要开学，疫情来了要停课。虽然喜欢没有学习压力的假期，但常规的开学节奏还是因为疫情而被打乱了。有的孩子会欣喜多些日子可以放松；有的孩子在家待着无聊，急切想回到有很多伙伴可以交流玩耍的学校。如何向理解能力有限的小孩子们解释疫情来临，需要居家防感染？ 以下是 5 个要点。

## 1. 坦言

　　相信孩子能理解现在的情况，只要你的信息和语言得当。可以根据孩子的学龄和理解力，结合图画版、通俗版等资料讲解。

## 2. 倾听

　　孩子接受信息后，会有自己的疑虑、想法和感受，也可能会有相应的紧张、不开心、抱怨等情绪和行为。鼓励孩子说出来，耐心听孩子说，一定不要急于打断，不要急于表达自己的意见。

## 3. 表达

　　孩子表达后疏泄了情绪，你也了解了孩子所想，此时你需要表达，一是理解和认同孩子的情绪和想法，这样的特殊情况下，很多人都会有类似的感受和想法，很正常；二是可以如实表达自己也有其中某些类似的感受或想法；三是可以告诉孩子你如何处理自己的情绪以及你的思考。

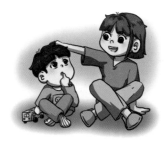

### 4. 讨论

与孩子一起讨论如何能使他感觉好一点，可以怎么想，可以如何做。切记要孩子认为可以做点什么，而不是家长认为孩子应该怎么做。可以启发，但不要借着"建议"的口气，掩饰"要求"的强势。

### 5. 行动

根据讨论的内容，制订一个计划，动起来。学习、生活、娱乐、爱好、运动……只要是有益的、孩子自愿的，都可以是计划的一部分。

如果疫情持续，假期还在延续，可以适时再循环这 5 个步骤。

# | 第三篇 |
# 孕产妇防护知识

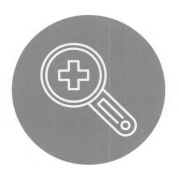

孕期产检该怎么办

复旦大学附属妇产科医院　主任医师　王凌

现在大多数人都乖乖居家隔离，人人都抱着"闷死"病毒的决心。然而，孕妇的情况比较特殊，定期产检是为分娩保驾护航，保障母婴平安。即使是正常的孕妇，没有合并症或并发症，在妊娠周数不断增长的过程中都有可能会出现异常。因此，孕妇不能顾此失彼，只盯着新型冠状病毒，忽略妊娠期间的母婴健康。现在许多医院都开通了"在线问诊"，就是为了方便孕妇在家也能咨询医生！ 由医生根据具体情况，判断何时来产检。

## 1. 何时产检

（1）孕早期和孕中期：如果孕妇的孕前检查都很正常，在早孕期、中孕期产检过程中没有发现特殊问题，可以在医生的建议下适当延长到医院的间隔时间。

（2）孕晚期：妊娠晚期的孕妇和具有高危因素的孕妇，比如高龄、妊娠合并症等人群，要严格听从医生指导定期产检。

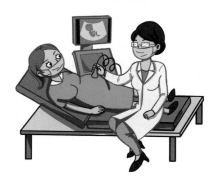

## 2. 产检的注意事项

（1）去医院前：去产检的时候一定要注意自我保护。全部人员都全程佩戴口罩，必要时用酒精擦手和手机等随身物件。没洗手前不要触摸眼、口、鼻等部位。

（2）到医院后：听从医院安排，提高自我警惕。为了保证孕产妇的安全，目前各级医院在进入医院前设置了体温筛查。孕妇及家属到医院时一定要配合医院进行体温筛查。如果有发热的情况，须先到发热门诊就诊。

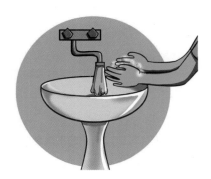

（3）离开医院：回到家后，正确摘除口罩，及时清洗双手。

#  当"生产"遭遇疫情，产妇和家属该准备好这几点

复旦大学附属妇产科医院　主任医师　王凌

　　孕 34 周以后，临近生产，孕妇每周都要做胎心监护，有时还需要做超声检查。为尽可能降低孕妇来院感染新型冠状病毒的风险，最大程度地降低孕妇的病毒暴露风险。

## 1. 待产孕妇要做好以下几点

　　（1）每日在家里数胎动、测血压。

　　（2）记录每周体重增长情况。

　　（3）记录宫缩频率，阴道流血、流液情况。

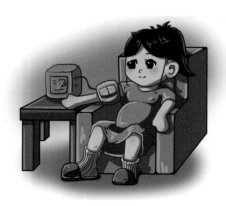

（4）如果出现胎动的异常，或血压＞140/90毫米汞柱，或不规律的宫缩，或阴道有出血、流水，或有头晕、眼花等其他不适症状，需要及时到医院就诊。

## 2. 快要生了，孕妇怎么安全地去医院分娩

八字箴言——装备自己，相信医院!

（1）准备特殊孕产包：要放一些口罩、洗手液等物品。

（2）配合医院量体温：如果有发热的情况，更要听从医生指挥。

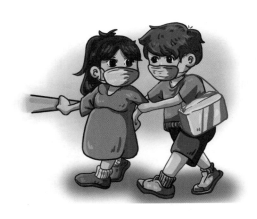

（3）稳定焦虑情绪：这时候，孕妇处于分娩的焦虑之中，家属更要保持镇定，协助医生妥当处理，避免影响分娩安全。

（4）住院自我防护：不洗手不要乱触摸眼、口、鼻。避免过多的家属来探视产妇，探视者应做好防护。

只有自我防控配合医院防控和管理措施，孕产妇的安全系数才能大大提高! 顺利产下宝宝!

# 三 孕产妇饮食该注意什么

复旦大学附属妇产科医院　主任医师　胡蓉

　　孕产妇一旦感染新冠肺炎，易发展为重症，因此提高免疫力，合理膳食非常重要。但是疫情下，孕产妇们又不能在户外活动，每天的活动量减少，为孕期控制体重带来挑战，尤其是对于患有妊娠期糖尿病或者肥胖的孕产妇。因此，合理调整饮食结构、控制总能量摄入尤为重要。

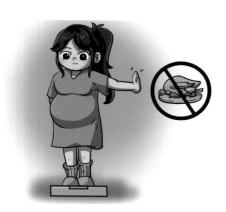

## 1. 增加优质蛋白摄入、保证食品多样化

　　增加容易消化吸收的优质蛋白质，包括蛋、奶、鱼、虾等。保证食品种类多样化，从而使营养摄入更加均衡全面。烹调方式建议以蒸煮为主，减少油炸和烧烤，从而避免内热淤积诱发上呼吸道感染或者胃肠炎等。

## 2. 增加维生素和矿物质的摄入

多食新鲜蔬菜、水果，荤素合理搭配。新鲜蔬菜、水果中含有丰富的维生素 C 及矿物质，建议每天摄入 300～500 克蔬菜，以深色蔬菜为主；水果摄入 200～400 克，以高维生素 C 含量的水果为佳；如果饮食无法保证，可以适当补充复合维生素。

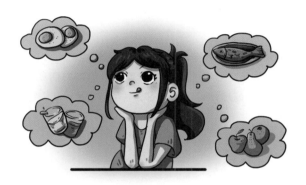

## 3. 每天保证足量饮水

人体缺水的情况下，抵抗力会下降。因此，孕产妇们应保证足够的饮水量，建议每天喝足 1 500～1 800 毫升的温开水，相当于喝 6～8 杯水，以白开水、矿泉水、淡茶水为宜，不能喝浓咖啡和浓茶等。

# 孕产妇怎么在家运动

**国际和平妇幼保健院　副主任医师　王丽萍**

新型冠状病毒肆虐，人人宅在家里"闷"病毒。然而，对于没有特殊并发症的孕妇而言，每周至少要有 150 分钟中等强度的体力活动；或每周有超过 3~5 次，每次不少于 30 分钟的运动。那么，孕妇在家运动需要注意什么？

## 1. 运动时的注意事项

孕期运动强度的要求参照下表，运动量以中等强度，或孕妇不感到疲劳为宜。如果孕妇感到疲劳、心跳加速、胸闷等不适症状时，应立即停止。

**孕期运动强度表**

| 指标 | 运动量小 | 运动量大 | 运动量适宜 |
| --- | --- | --- | --- |
| 出汗 | 无汗 | 大汗淋漓 | 微汗 |
| 脉搏变化 | 无 | 加快，运动后 15 分钟不能恢复 | 加快，运动后 15 分钟能恢复 |
| 自我感觉 | 无 | 不适（头晕、眼花、胸闷、气喘、疲劳倦怠） | 轻度疲劳 |
| 次日感觉 | 无 | 疲劳乏力 | 轻松愉快 |
| 脉搏监测法 | 平均＜170－年龄 | 平均＞170－年龄 | 平均＝170－年龄 |
| 谈话 | 一点都不喘 | 上气不接下气，不能与同伴正常交谈 | 微微气喘但还能与同伴正常交谈 |

（1）运动时，要注意预防跌伤。

（2）孕妇关节韧带松弛，运动时注意牵拉、伸展的速度和限度。

（3）穿轻便、宽松的衣服，在安静及通风良好的房间里练习。

（4）要在结实的地面上锻炼。

（5）运动前排小便，在运动前后和运动时适当补充水分。在运动时，保持均匀的呼吸，不能屏气。避免猛力转身和用力过猛。

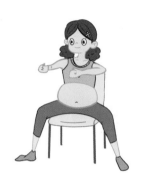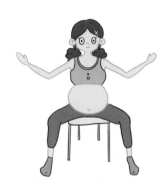

## 2. 不适宜运动的情况

对于有以下疾病或症状的孕妇，建议少运动或不运动。孕期如果有不能确定是否能运动的情况，也建议进一步咨询医生。

（1）患有心脏病、高血压。

（2）怀有流产风险的双胎。

（3）宫颈机能不全或环扎术。

（4）先兆早产或流产。

（5）胎儿发育迟缓。

（6）前置胎盘。

## 五 不得不说的孕产妇心理防"疫"

复旦大学附属妇产科医院　主任医师　王凌

此次新型冠状病毒，孕产妇也是易感人群，并且容易发展为重症。

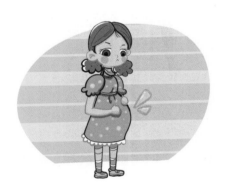

在疫情中，民众最强烈的情绪是担心，其次为无奈、焦虑、愤怒和失望。孕产妇发生焦虑和抑郁风险本身较高。过去的每一天，都有大量关于新冠肺炎疫情的资讯在各种新闻社交平台轰炸，真相和谣言齐飞。各种情绪和压力也快要溢出屏幕。

俗话说，为母则刚。其实不然，大多数刚做妈妈的女性，内心更多的是担忧，害怕自己不能做一个好妈妈。新冠肺炎的冲击，很有可能成为压倒孕产妇抵抗"孕期抑郁""产后抑郁"的最后一根稻草。

如果我感染了，会不会传给宝宝？

宝宝是不是会有畸形？

就不要宝宝了吗？

宝宝这么脆弱，我能保护好宝宝吗？

在孕产妇居家隔离或住院观察期间，家属和医务人员都应及时评估包括焦虑、抑郁、睡眠状况及自杀意念，并及时请精神科医生进行心理干预。一旦感染或疑似感染新型冠状病毒，孕产妇更易出现不同程度的精神症状。如果孕产妇发觉存在焦虑、害怕等情绪，可积极向周围人求助。

　　政府已开通 24 小时心理援助热线，提供 24 小时免费心理服务。有需要朋友们，可以直接拨打！

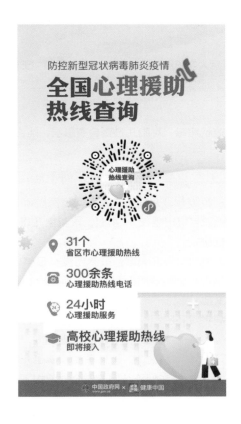

　　我们希望能对孕产妇们温柔地说一句——"别怕，我们都在！"

# 六 担心！新冠肺炎能通过母婴传播吗

复旦大学附属妇产科医院　主任医师　王凌

孕妇感染新型冠状病毒，对胎儿是否会有影响，能否继续妊娠？

## 1. 一个孩子牵动数个家庭的心，叫人如何不焦虑

央视新闻报道：2020 年 2 月 5 日，武汉儿童医院确诊 2 例新生儿新冠肺炎病例。最小的确诊宝宝出生仅 30 小时，该新生儿母亲为确诊患者，目前该新生儿生命体征稳定。

因此，我们一定要如实告诉大家，虽然还没有足够的数据来充分论证新型冠状病毒感染是否有母胎传播的风险，但可能存在母婴垂直感染的传播途径，需要引起重视。

由于不能排除病毒对胚胎组织有危害性，应当综合孕妇的具体情况，

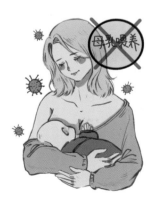

包括孕周、疾病严重程度，与产科医生、传染科医生、ICU 医生和新生儿科医生共同讨论，在保证孕妇的安全为前提下，作出是否终止妊娠的决策。

## 2. 如果产妇确诊或疑似感染新型冠状病毒，能否母乳喂养

新生儿出生后，免疫力弱，应至少隔离 14 天。在尚不确定母乳中是否有新型冠状病毒的

情况下，暂不推荐母乳喂养。

　　建议母亲定期挤出乳汁，保证泌乳，直到排除或治愈新型冠状病毒感染后才可行母乳喂养。

　　家庭成员中有可疑接触史或临床症状者，也应避免接触新生儿。

# 七 非常时期，孕产妇发热怎么办

复旦大学附属妇产科医院　主任医师　王凌

### 1. 发热确诊新冠肺炎

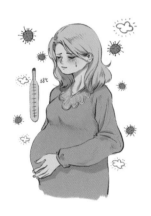

如果发热≥37.3℃，有乏力、咳嗽，但没有产科急症情况，要到具有产科、新生儿科综合救治能力较强的发热定点医疗机构接受医疗救治。这样才能尽可能保障母婴安全！

如果发热了，合并有产科急诊因素，比如产后大出血、下腹痛等，要到产科医院就诊。切忌自行随意服用退烧药，更不能存有侥幸心理，耽误治疗，甚至危害胎儿生命安全。及时求助医生，如实告知病史，既是救自己，也是救宝宝和家人。

### 2. 用药

目前，大多数抗病毒药物在妊娠期使用是相对安全的。但是，由于妊娠期用药相对复杂，可能存在药物之间的相互作用，个体反应的异质性等问题，对孕产妇和医务工作者都是极大的考验。

### 3. 检查

CT或X线胸部检查，对于评估新型冠状病毒肺炎至关重要。但人们担心该检查对胎儿产生不良影响。为消除疑虑，我们用数字说话。

孕妇接受单次胸部 X 线检查，胎儿受到的照射剂量为 0.000 5 ~ 0.01 毫戈瑞。

接受胸部 CT 或 CT 肺动脉造影时，胎儿受到的照射剂量为 0.01 ~ 0.66 毫戈瑞。

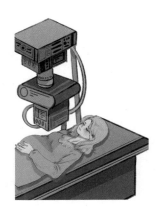

在暴露辐射剂量＜50 毫戈瑞时，尚无胎儿畸形、生长受限或流产的案例。

孕 8 ~ 15 周时受到的辐射暴露对胎儿中枢神经的影响最大，有学者提示造成智力障碍的最小辐射阈值为 60 ~ 310 毫戈瑞。

因此，适当的 CT 或 X 线胸部检查，对于孕妇和胎儿是安全的。

# 八 临近产期遇上新冠肺炎，让我如何不焦虑

上海市精神卫生中心　主任医师　何燕玲

孕期容易焦虑！　疫情隔离容易焦虑！　面对预产期临近，双重焦虑如何是好？

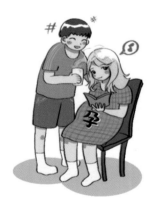

## 1. 心理准备

怀孕、分娩，本是人生特殊时期，尤其是初次怀孕，更是没有经验，容易慌乱，加上疫情的影响，更容易焦虑，完全可以理解，但不必过于担心。学会接纳自己的情绪，不必为此烦恼。告诉自己，这只是暂时的，现在是特殊时期，生活、分娩肯定会麻烦些，但也没什么大不了的。要知道，心理一慌，乱了阵脚，会带来更多的麻烦。

## 2. 环境准备

为自己营造一个舒适的环境，安静、整洁、丰富的居家环境是最适宜的。适当屏蔽外界容易引起心绪纷乱的消息，避免信息过量。家庭成员也要共同营造温暖、包容、轻松的家庭氛围，不把外界的、工作时的不良情绪带回家发泄。这不仅有利于孕产妇，也有利于每个家庭成员。

## 3. 分娩准备

该怎么做要按医生的指导来。防病毒传染的，孕期健康的，分娩前的准备，产后的休息和喂养准备，按部就班进行。没有疫情，要做分娩准备；有了疫情，注意防护即可，万一被感染，就沉着"应战"。

## 4. 医院准备

按照医生的建议，按时产检，见红了去生产，按照医嘱来即可。去医院时不必紧张，做好自己和陪同家属的防护，遵守医院的防控要求。

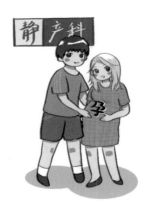

# | 第四篇 |
# 慢病人群防护知识

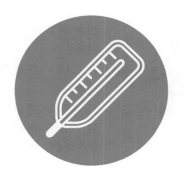

# 一 家中老人怎样做好防护

复旦大学附属眼耳鼻喉科医院　副主任医师　苏怡

老年人抵抗力差，常合并其他基础病，此次新冠肺炎暴发，老年人尤其表现为普遍易感、患病率高、病情进展快、死亡率高等特点，是疫情的重点防范对象。因此居家老年人应对新型冠状病毒感染，特别要注意做到以下几点。

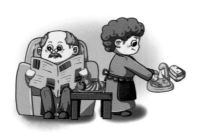

（1）避免与他人共用个人物品，注意居室定时通风，落实家庭消毒措施。

（2）养成经常洗手的良好卫生习惯。

（3）注意饮食的平衡：多吃蔬菜、水果，勤喝水，每天摄入合理的高蛋白食物，平衡饮食，控制体重指数。

（4）保持良好的生活习惯：规律睡眠，注意保暖。选择适合自己的居家锻炼方式，提高抵抗力。

（5）保持乐观健康的心理状态：发挥自己的特长和兴趣爱好，使老年人得到家庭及社会的关爱与认同，在疫情面前保持积极乐观的生活状态。

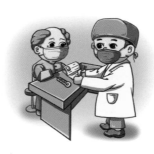

（6）积极治疗基础病：遵从医嘱，根据基础病的不同特点，按时、规律、规范服药，做好相关疾病的二级预防治疗，及时与医生网络、电话沟通，不讳疾

忌医。

（7）居家老人若出现发热、咳嗽、咽痛、胸闷、呼吸困难、乏力、恶心呕吐、腹泻、结膜炎、肌肉酸痛等可疑症状时，应先找社区医生，对症采取相应措施。

希望老年人注意以上几点，以期早日实现抗击新冠肺炎的彻底胜利！

# 二 高血压患者该怎么办

**复旦大学附属中山医院　主任医师　程蕾蕾**

根据统计,新冠肺炎疫情下,超过 60% 死亡病例合并高血压病史。因此,高血压患者成为新冠肺炎的高危人群。在这特殊时期,必须高度重视血压监测和管理。

在监测血压时最好做到"四定"。

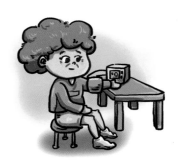

## 1. 定时间

就是每天在同一时间段进行测量。测量血压的最佳时间为早晨起床后,或者晚上就寝前。早晨测量时,请在起床后半个小时之内、排尿后、早餐前(服用降压药之前)进行。晚上建议在上床睡觉前测量。

## 2. 定体位

就是测量血压时可平躺,也可坐着。无论采取哪种体位,都应当使血压计袖带的中心与心脏保持差不多的水平位置。袖带,就是绑在胳膊上的那块能充气的塑料布。

## 3. 定部位

就是固定在一侧手臂测量血压。如果不合并其他疾病，量左侧或者右侧都可以。量右侧的血压数值会偏高一些，左右上臂的差值大多为 5～10 毫米汞柱。应把与袖带连接的橡皮管放在胳膊内侧，让这根橡皮管的延长线与同侧的中指在同一条直线上。袖带的下缘最好位于肘关节以上 2～3 厘米，松紧程度以刚好能插进 1 根手指为最佳。

## 4. 定血压计

这个就不用多说了。

> **小知识：如果血压不稳定，怎么办**
>
> 根据我国成人高血压防治指南，成人理想血压应该控制在 130/80 毫米汞柱以内。高血压患者的血压随着精神状态、时间、季节、体温不同而起伏不定，所以要坚持监测，并做好记录。尤其当前，人们的心情容易因新冠肺炎疫情各种消息的影响而波动，一旦发现血压异常，应及时联系家庭医生，或者通过网络问诊等形式进行调整救治。

# 三 中风发作该如何应对——
# 千万不能被疫情耽误

**复旦大学附属闵行医院　主任医师　赵静**

## 1. 你知道吗？　中风急救堪比救火

　　中风，是导致我国居民死亡和致残的第一位杀手，且年轻化趋势明显，中风患者每延误治疗 1 分钟，就会有 190 万个神经细胞死亡，尤其对于缺血性中风，是否能在 3 小时到院，后果可能天差地别。及时到达医院，血管得到开通，大部分患者可以避免终身残疾；而错过了血管开通的黄金时期，留下的也许就是一辈子的残疾、卧床甚至失去宝贵的生命。然而我国中风患者从发病到医院的时间，中位数是 15 小时！　这是为什么？原因很简单：根本不明白如何识别中风，即使知道可能是中风，也没有急救意识。在疫情非常时期，更是发现一些中风患者，因为害怕病毒传染，不肯就医，白白错过挽救生命与健康的机会。疫情再重，不能耽误中风抢救！

## 2. 教你 1 分钟学会如何识别中风

　　由美国宾夕法尼亚大学刘仁玉教授和复旦大学赵静教授联合创作的中风快速识别和立刻行动之中国策略——中风 120 三步法，通过 1 看 2 查 0（聆）听三步，可以 1 分钟内学会识别中风（观看视频扫二维码）。

## 3. 发现中风后该怎么办

中风救治堪比救火，要赶快拨打"120"送医院，除了转运快，还可以直接进入绿色通道！选择什么医院很重要！要送往距离最近的有中风救治能力的医院（可查上海市卒中急救地图）。

## 4. 就医时做好自我防护

疫情期间，患者和家属就医过程中要做好自我防护。

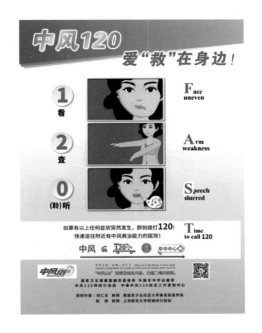

#  胃肠镜检查还能做吗

复旦大学附属中山医院　副主任医师　王剑

医院是人员密集的公共场所，存在极大隐患，是防控工作的重要区域。因此，大多数医院都对日常的诊疗工作做了应急状态下的相应调整，暂停了一部分检查和治疗项目，包括消化内科的胃肠镜检查和胃肠镜下微创手术。

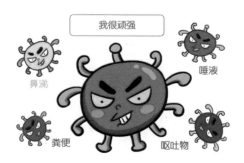

## 1. 为何要限制

本次新型冠状病毒传播的特点是潜伏期长、感染性强、隐匿性强，可经空气飞沫等多种途径传播，消化道分泌物也是传播途径之一，甚至排泄物如粪便也有可能是传染源。而且医院作为人员密集场所，本身存在交叉感染的风险。胃肠镜检查的特殊性决定了患者在检查过程中无法佩戴口罩，还会呕吐、咳嗽、排泄粪水等；内镜的诊疗过程包括预约、候诊等待、麻醉、检查、复苏等诸多环节。这些都使得新型冠状病毒感染肺炎潜伏期患者存在着大量病毒散发的危险，同时段进行内镜诊疗的患者被传染的风险极大。因此如果在做内镜检查同一时段的患者中有新型冠状病毒感染肺炎潜伏期的患者，极易造成感染播散的情况。

## 2. 什么时候能做

　　鉴于以上原因，中华医学会消化内镜学分会近期发布了致患者倡议书。倡议书建议：为了保证患者和家属的生命安全，减少交叉感染，如非紧急情况，建议疫情期间普通就诊患者暂不要做常规内镜检查，待疫情过后再选择进行相关的查体和治疗。当然，紧急情况下，经医生评估后确实必须行消化内镜诊疗的，各大综合性医院会在确保患者及医务人员安全的情况下进行。也请广大患者理解和支持。

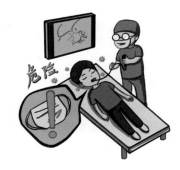

　　最后，让我们众志成城，攻克疫情。但愿不久的日子后我们就可以相逢在内镜中心！

# 五 透析患者何去何从

上海中医药大学　主任医师　李屹

　　随着新型冠状病毒感染疫情的蔓延，全国各地防控形势严峻。接受维持性血液透析的患者免疫力相对低下，为新型冠状病毒的易感人群。医院又是感染高危环境。那么透析患者在疫情防控期间，该如何应对呢？

## 1. 透析治疗不能停

　　作为终末期肾病患者的常规治疗之一，维持性血液透析治疗不能间断或停止，因为其病情已发展为尿毒症期，此时肾脏功能几近完全丧失，代谢产生的毒素和体内多余的水分无法通过肾脏排泄，越积越多，必须定期依靠血液透析来维持生命。

## 2. 树立正确防控观念

　　透析患者每周往返医院 2～3 次，透析患者和陪同人员应及时了解和掌握新型冠状病毒的防护知识，避免去人员密集场所，培养良好的洗手习惯，牢记往返居家和血液净化中心途中的防护注意事项，合理规范使用防护用品。

## 3. 规范自我防控行为

　　所有患者及陪同人员均须全程佩戴符合要求的口罩，在透析等候区进行体温筛查，进入透析室应用免洗手消毒液洗手。

　　若有发热、呼吸道症状、乏力、腹泻、结膜充血等可能感染症状者，应按要求、及时进行规范诊治。

更积极预防透析后内瘘感染的发生，保持皮肤清洁，可以用中性油脂软膏保护动静脉内瘘侧皮肤，以免发生皲裂；沐浴最好在下次透析前1日进行，应在穿刺部位贴防水胶布；如发生感染应及时就医。

## 4. 提高个人防护能力

《黄帝内经》云"正气存内，邪不可干"，透析患者抵抗力低，更要固护正气。日常生活中合理均衡饮食，起居作息规律，关注权威声音，减轻负面情绪。稳定的情绪是抵抗病毒的强有力屏障，除常规戴口罩、勤洗手等基础防护，还可以根据个人情况、在专业医生的指导下，服用一些黄芪、西洋参等，以提升抵抗力，减少感染机会。

#  当慢阻肺遇上口罩，怎么办

复旦大学附属华山医院　副主任医师　王桂芳

新型冠状病毒是一种新的、从未在人类身上发现的病原体，目前所有的人都没有抵抗力。但这个疾病是可以预防的。新型冠状病毒是通过人的呼吸进入呼吸道，进而导致感染的。因此，做好呼吸道防护极其重要，呼吸道防护措施中最重要的是戴口罩。可能有人担心口罩会对患者的呼吸有影响，特别是肺功能在 GOLD 分级为重度和极重度的慢性阻塞性肺病（简称慢阻肺）患者。其实只要注意以下几点，这种担心是多余的。

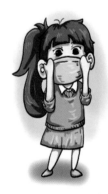

（1）同普通人群戴口罩的注意事项相同：应洗手，避免手接触到口罩内侧面，减少口罩被污染的可能，要尽量使口罩与面部有良好的密合。

（2）按照需要防护的环境选择口罩：如居家时或室外空旷环境时不需要；在人流密集的场合、乘坐公共交通工具，选用普通或者医用外科口罩均可。前往医疗机构就诊时，需戴医用外科口罩或者 N95 口罩等医用防护口罩。但是值得注意的是，应尽量避免长时间佩戴医用防护口罩，以防缺氧。

（3）使用口罩不影响药物和其他治疗措施的作用。如果使用口罩后感觉胸闷或呼吸不畅，要注意自我评估是否病情变化，同时注意药物的持续使用。

（4）使用口罩时如出现呼吸不畅：可以使用无创脉氧仪监测血氧饱和度及心跳次数。如果休息时，氧饱和度低于 92%，心率超过 110 次/分，可能需要到医院就诊。

# 七 肿瘤患者的化疗该怎么继续

上海交通大学医学院附属瑞金医院　主任医师　阎骅

新型冠状病毒感染发生后，病情严重的和死亡率最高的主要是老年患者和免疫力低下人群。众所周知，肿瘤患者由于本身疾病特征或接受的治疗使得机体免疫力下降，容易发生病毒感染，一旦合并感染后，治疗会更加困难。

（1）对于正在接受化疗的癌症患者，应首先与管床医生联系，让医生帮助你充分评估身体状态和目前的疾病状态后，指导用药。

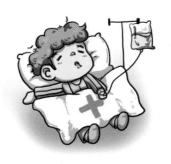

（2）如果身体状态良好，且疾病处于缓解期或者稳定期的：建议在确保不影响疾病预后的情形下，适当延缓化疗时间，居家观察。

（3）如果身体状态良好，但是疾病在进展阶段：建议坚持治疗。受疫情防控影响，城际间的旅行会受到限制，为了您的健康着想，建议选择当地医院接受治疗。治疗方案的选择上：充分兼顾化疗的疗效与化疗带来的不良反应。记住：提前与自己的管床医生沟通，确定住院时间，治疗期间加强个人防护。

（4）如果身体状态不佳，疾病处于缓解期或稳定期的：建议延期化疗，居家休养和观察，2～4周后进行再次评估。

（5）如果身体状态不佳，但疾病在进展：建议在充分评估后适当化疗，适度减低药物强度和剂量，以减少药物引发的不良反应和因为身体状态不佳引发的并发症。

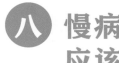

# 慢病人群的饮食应该注意什么

上海交通大学医学院附属仁济医院　主任医师　万燕萍

新冠肺炎病情复杂，慢性病人群（以中老年人群为主，其中部分伴有高血压、糖尿病、心脑血管疾病、痛风或慢性肾功能不全等）尤其易受感染。因此，抗疫期该群体应遵从医嘱，在原发疾病各类治疗饮食的基础上，及时加强和重视营养治疗，维持良好的营养状态和免疫功能，可降低新冠肺炎感染风险，故营养建议如下。

## 1. 平衡膳食为主

胃肠道功能正常者，以少量多餐普食或软食为主，清淡烹饪方法，荤素搭配合理营养。保证优质蛋白质摄入：奶（鲜奶或酸奶 200～300 毫升/天）、蛋、鱼、虾、肉及豆类等；增加富含 B 族、C 族维生素食物：尽量摄入充足新鲜蔬菜（500 克/天）和水果（250 克/天）。

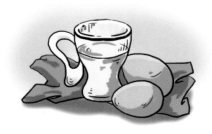

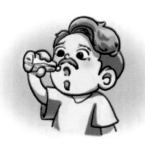

## 2. 合理摄入水分

矿泉水或白开水或淡茶水为主，注意尿量、出汗量，保持出入量平衡。

## 3. 口服补充营养制剂

经口食物摄入不足或胃肠道功能轻度异常者，根据代谢指标（血糖、血脂、肾功能等），选择适合特殊疾病配方的肠内营养制剂（特殊医用食品）。若短期进食困难，摄入不能达到生理需求，应考虑建立胃肠道通路（鼻胃管），开展肠内营养支持。

## 4. 其他注意

提醒老年体弱者预防呛咳、误吸，保持良好心理状态，适当开展家庭室内活动（广播操、室内散步等）。

# 九 慢病患者的日常管理怎样应对

同济大学附属东方医院　副主任医师　鲍欢

这里指的慢性病患者包括：高血压、糖尿病、有心脑血管疾病史的患者，他们一般在家中服用药物控制疾病症状和进展；也包括肾功能不全、病情稳定的肿瘤患者，这类患者则需定期到医院做相关治疗：如血液透析、经外周静脉穿刺中心静脉导管（PICC）护理等。

## 1. 宅在家里闷病毒

疫情发生的时期，首先是"宅"在家里，不出门或者少出门，减少家庭聚会，减少交叉感染。

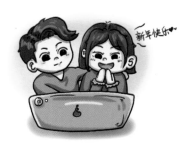

## 2. 调整心态抗病毒

要放松心情，不要因为疫情的情况、数据的增减影响到自己的生活休息，保持以往的生活规律；避免恐慌盲目听取网上所谓"治疗偏方"服用所谓的预防肺炎药物，因为这类药物有可能影响平常服用的药物的疗效。

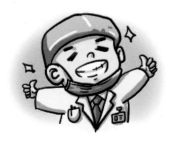

### 3. 按时服药稳病情

按照医嘱定期、规律、正确使用药物；定期监测自己的身体指标：血压、血糖、体重；通过医院官方微群或医患微信群咨询自己的用药或疾病控制情况。

### 4. 必须去医院怎么办

需要定期到医院接受治疗的患者，要注意密切防护：佩戴口罩、手套，距离周围人员保持在1米左右，治疗结束后尽快离开。

### 5. 慢性病急发怎么办

所有患者需要注意的是，一旦出现病情变化：血压突然增高、剧烈胸痛、一侧肢体无力、言语困难等，不要犹豫，立刻拨打"120"送往医院急救；如果出现发热、不缓解地咳嗽等症状，需前往附近的发热门诊救治。

# 十 恐慌下，如何安慰忧心的父母与家人

上海市精神卫生中心 主任医师 李霞

记得年前那个劝父母戴口罩的例子吗？ 金丝雀代表父母，若无其事笑看Jerry，好有喜感！

很快画风就变了，变成"别进来，赶快走，红包空投！"的高冷姥爷。

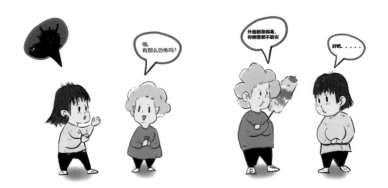

随着越来越多的病例发生，民众恐慌情绪越来越明显。怎么让自己镇静下来，安慰忧心的父母？

## 1. 深呼吸 3 分钟，自己先镇静下来

分析一下自己与家人的情况：

（1）目前有问题吗？ 没有问题，没啥好怕的。

（2）目前有症状吗？ 是类似感冒的症状？ 鼻塞、流涕、咽痛可能是感冒的症状，还不到惊慌的时候。

（3）高热、无力、咳嗽，已经比较明显了？ 也不要惊慌，目前的数据看起来，即使重症病死率也很低，远未到绝望的时候。

## 2. 打电话或者家人共同商量

先把大家各自的信息与想法讨论一下。每个人的想法都需要认真对待而不是单纯的反对，当然要求同存异，不强求完全统一。

## 3. 讨论下一步行动计划

需要注意，是自己可以做、家人可以做的计划。要避免很难执行、完全依赖外界的计划。每次只达成一个或几个行动计划，可以很小，比如正确戴口罩、减少会面、谁来收集官方信息发布到家庭群里；建立下一次反馈与商议时间，家庭相互支持，不断推进落实和解决问题。

由于免疫力相对低，老年人是新冠肺炎的易感群体，重型与死亡病例以老年人居多。80 岁以上、有慢性疾病者风险更大些。"红包空投"的姥爷做得不错！ 当然如果他们自我隔离了，也可能会惊慌害怕，请利用电话或者视频，愉快地聊天，不要全部注意力都在疫情上。

# 主要参考文献

1. 王玉光，齐文升，马家驹，等.新型冠状病毒（2019 - nCoV）肺炎中医临床特征与辨证治疗初探［J］.中医杂志，2020，61（4）.

2. 中华医学会肠外肠内营养学分会（CSPEN）.关于防治新型冠状病毒感染的饮食营养专家建议［EB/OL］. https://mp. weixin. qq. com/s/ Q2le1tO83_oQUDnynGnPBg，2020 - 01 - 30/2020 - 02 - 14.

3. 中国医师协会妇产科医师分会母胎医师专业委员会，中华医学会妇产科分会产科学组，中华医学会围产医学分会，等.妊娠期与产褥期新型冠状病毒感染专家建议［J］.中华围产医学杂志，2020，23（02）：73 - 79.

4. 中国高血压防治指南修订委员会，等.中国高血压防治指南（2018 年修订版）［J］.中国心血管杂志，2019，24（1）：24 - 56.

5. 中国疾病预防控制中心.新型冠状病毒感染的肺炎公众防护指南［M］.北京：人民卫生出版社，2020.

6. 中国营养学会.中国居民膳食指南2016［M］.北京：人民卫生出版社，2016.

7. 中国超重肥胖医学营养治疗专家共识编写委员会.中国超重/肥胖医学营养治疗专家共识（2016 年版）［J］.中华糖尿病杂志，2016，08（09）：525 - 540.

8. 齐莹，薛广伟，刘静，等.八段锦现代研究进展［J］.中医临床研究，2018，10（35）：140 - 143.

9. 黄玉海.艾灸场所空气质量标准制订的要素研究［D］.北京：北京中医药大学，2014.

10. 程蔚蔚，王丽萍.准妈妈体重管理全攻略［M］.上海：世界图书出版公司，2018.

11. Bonnell EK，Huggins CE，Huggins CT，et al. Influences on dietary

choices during day versus night shift in shift workers: a mixed methods study [J]. Nutrients, 2017, 9: 193.

12. Wang D, Hu B, Peng Z. Clinical characteristics of 138 hospitalized patients with 2019 novel coronavirus-infected pneumonia in Wuhan, China [J]. JAM, 2020.2.7. doi: 10.1001/jama.2020.1585.

13. Zhao J, Liu R. Stroke 1 – 2 – 0: A rapid response programme for stroke in china [J]. Lancet Neurol, 2017 (16): 27 – 28.

14. Zhao Y, Zhao Z, Wang Y, et al. Single-cell RNA expression profiling of ACE2, the putative receptor of Wuhan 2019 – nCov [J]. Biorxiv, 2020.1.26. doi: 10.1101/2020.01.26.919985v1.

# 后 记

　　新型冠状病毒肆虐，全国一片恐慌。切断传播途径、防止疫情扩大至关重要，公众需要在漫天的真假信息中掌握正确的科学常识。为此，上海市女医师协会会长孙斌倡议火速出版一本简单明了、科学规范的防疫科普手册，并且要特别关注疫情下的儿童、老人及孕产妇的防护指导。从2月3日发出倡议开始，忙碌在临床救治一线的科普专委会的委员们火热响应，迅速组建了40人的爱神（爱心和神速）编委会，2月4日完成初稿。复旦大学出版社备受感动，紧急给予绿色通道，组建了编辑团队。上海商学院艺术设计学院的师生们听说后，主动提出加班加点进行公益制作，组建了科普插图创作团队。我们编委会的女医师们日夜赶稿，反复修改，有的成员已于第一时间驰援武汉；有的接到备战武汉的通知，时刻准备着。在临近交稿时，上海交通大学医学院附属瑞金医院肾内科副主任医师俞海谨临时接到通知，被紧急抽调到武汉，她本人对未能完成书稿深表遗憾。我们期待奔赴战场的姐妹们平安回家，也更希望用我们的专业知识和爱心，保护更多的人免于感染。

　　全书共4个篇章、50篇文章、12万余字、150幅插图，40位上海各大医院和疾控中心的女专家们从开始组稿到出版仅仅用了16天，这样的爱心和神速让上海科普教育发展基金会荣誉理事长左焕琛感动不已，中国工程院院士陈赛娟给予高度赞扬，上海市妇联主席徐枫为此自豪！

　　在整个组稿、修改、插图、编辑的过程中，来自各方的积极、热情、无私、奉献的精神，时时在鼓舞着我们，感动着我们。我们相信，没有一个冬天不会过去，没有一个春天不会来临！　让我们一起携手，用专业、智慧和爱心，驱走这个严寒，静待春暖花开！

**赵　静**

**图书在版编目(CIP)数据**

对新型冠状病毒肺炎说"不"/赵静主编. —上海:复旦大学出版社,2020.2(2020.4 重印)
ISBN 978-7-309-14862-6

Ⅰ.①对… Ⅱ.①赵… Ⅲ.①日冕形病毒-病毒病-肺炎-预防(卫生) Ⅳ.①R563.
101

中国版本图书馆 CIP 数据核字(2020)第 026871 号

对新型冠状病毒肺炎说"不"
赵 静 主编
责任编辑/王 瀛 牛 琮 金雯芳 江黎涵

复旦大学出版社有限公司出版发行
上海市国权路 579 号 邮编:200433
网址:fupnet@ fudanpress.com http://www.fudanpress.com
门市零售:86-21-65642857 团体订购:86-21-65118853
外埠邮购:86-21-65109143
上海丽佳制版印刷有限公司

开本 890×1240 1/32 印张 4.25 字数 128 千
2020 年 4 月第 1 版第 2 次印刷
印数 5 101—6 700

ISBN 978-7-309-14862-6/R·1788
定价:36.00 元